带状疱疹神经痛

王开强　薛纯纯　张金华　主编

清华大学出版社
北京

内 容 简 介

　　带状疱疹神经痛是带状疱疹常见的并发症，多见于老年患者，是典型的神经病理性疼痛，本书系统介绍了带状疱疹神经痛的发病机制、中西医结合诊疗现状、治疗技术进展、康复及预防方面的知识。内容涉及从传统医药及现代医学的角度如何认识带状疱疹神经痛，并总结了众多带状疱疹神经痛专家的中西医诊疗临床经验；涵盖了疼痛治疗靶点与中医电针的融合实践、中西医理论在带状疱疹神经痛的契合等新理念新方法；重点阐述了作者对带状疱疹神经痛的一些新认识与体悟，本书旨在探索将现代微创技术与中国传统医学相结合，为皮肤科、疼痛科、康复科等诊疗带状疱疹神经痛相关临床医师提供参考。

图书在版编目（CIP）数据

带状疱疹神经痛 / 王开强，薛纯纯，张金华主编 . — 北京：清华大学出版社，2023.11
ISBN 978-7-302-64891-8

Ⅰ.①带… Ⅱ.①王… ②薛… ③张… Ⅲ.①带状疱疹—诊疗 Ⅳ.① R752.1

中国国家版本馆CIP数据核字（2023）第215410号

责任编辑：肖　军
封面设计：钟　达
责任校对：李建庄
责任印制：沈　露

出版发行：清华大学出版社
　　　　　网　　　址：https://www.tup.com.cn，https://www.wqxuetang.com
　　　　　地　　　址：北京清华大学学研大厦 A 座　　　　邮　　编：100084
　　　　　社 总 机：010-83470000　　　　　　　　　　邮　　购：010-62786544
　　　　　投稿与读者服务：010-62776969，c-service@tup.tsinghua.edu.cn
　　　　　质量反馈：010-62772015，zhiliang@tup.tsinghua.edu.cn
印 装 者：三河市龙大印装有限公司
经　　销：全国新华书店
开　　本：185mm×260mm　　　　印　张：15　　　　字　数：290千字
版　　次：2023 年 12 月第 1 版　　　　　　　　　印　次：2023 年 12 月第 1 次印刷
定　　价：198.00 元

产品编号：100317-01

编者名单

主　编　王开强　薛纯纯　张金华

副主编　谢　磊　杜冬萍　王彦青　金　毅
　　　　　向延卫

编　者（按姓氏笔画排序）

　　　　　丁晓燕　上海市嘉定区中医医院

　　　　　丁道芳　上海中医药大学

　　　　　王开强　上海市中医医院

　　　　　王彦青　复旦大学

　　　　　孔舒祎　上海市中医医院

　　　　　吕莹莹　上海交通大学附属第六人民医院

　　　　　朱凌云　上海市中医医院

　　　　　向延卫　上海中医药大学

　　　　　刘文博　复旦大学

　　　　　杜冬萍　上海交通大学附属第六人民医院

　　　　　李亚南　上海市中医医院

　　　　　李灵星　上海市中医医院

　　　　　谷　桢　上海市中医医院

　　　　　张金华　北京中医药大学东方医院

金　毅　东部战区总医院

秦　嫣　上海市中医医院

高　瑛　上海市中医医院

黄爱苹　上海市中医医院

蒉文筠　上海市中医医院

曾永芬　东部战区总医院

谢　磊　上海市中医医院

虞　隽　上海市中医医院

薛纯纯　上海市中医医院

序

　　带状疱疹（蛇串疮）系潜伏于神经节内的水痘－带状疱疹病毒在机体免疫力下降时，释放于神经干中，诱发出沿神经走行的皮肤疱疹，伴程度剧烈的神经性疼痛。带状疱疹神经性疼痛，尤其是后遗神经痛发病机制复杂，治疗难度大，是临床顽症之一。临床治疗带状疱疹神经痛方法颇多，经过传统医学与现代医学的不断技术更新，均收到了良好的效果，但仍有少数顽症患者疼痛难以解除。

　　传统医学与现代医学从不同的方向阐述了带状疱疹神经病的发病机制，并依据发病机制制定了不同的诊疗方案。在临床实践中，渐渐形成了中西壁垒，影响现代医学与传统医学的协同与交流。虽然传统医学与现代医学诊疗方案在临床实践中均收到良好的治疗效果，但仍有不少缺点，如：现代医学的神经阻滞、射频、鞘内泵、脊髓电刺激等技术，虽疗效确切，但创伤大、操作复杂、费用昂贵、关键设备要求高等缺点，限制了基层医院的应用。传统医学如中药内服、外涂、挑针、针灸，虽然对病程较长的带状疱疹后神经痛疗效不佳，但操作简便、创伤小、设备要求低，尤其是针对急性疱疹期疼痛疗效确切等优点，易于基层医院应用。如何将传统医学与现代医学巧妙结合，做到优势互补，发挥中西协同的最佳疗效，是临床实践中遇到的一大难题。中西协同的关键在于找到中西协同的契合点（非简单叠加）及有相同理念与资质的医务人员（西学中或中西医结合）。上海市中医医院疼痛科王开强教授团队经过十几年的临床探索与科研，在治疗带状疱疹神经痛（蛇串疮）方面，形成了一整套独特的诊疗方案，在中西协同上做了许多有益的探索和临床实践，其临床效果受到了相关专家的肯定与患者的好评。

　　本书共分六篇十六章，系统地介绍了带状疱疹神经痛（蛇串疮）的发病机制、临床表现、传统与现代医学的最新诊疗技术，中西协同理论与技术契合点。参与的编者大多为本专业或相关专业领域的资深专家，充分保证了该书的学术价值。有鉴于此，我愿郑重将此书推荐给疼痛科、皮肤科、康复科等专业领域的医生，进一步提升该病的诊疗水平，为更好解除该类患者的痛苦尽绵薄之力。

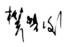

中日友好医院

前　言

　　带状疱疹神经痛，包括急性期感染水痘－带状疱疹病毒后伴发的疼痛及疱疹愈合后出现的疼痛，是一种常见的神经病理性疼痛。疼痛病程反复、形式多样，给患者带来了巨大的痛苦和不适。这种疾病源自于水痘－带状疱疹病毒，其传播和感染广泛而迅速，常常在患者的身体上留下明显的痕迹和后遗症。慢性疼痛不仅给患者带来身体上的痛苦，还对其心理和家庭造成严重影响。然而，带状疱疹神经痛的复杂性和多样性使得其治疗和管理成为医学领域的一大挑战。面对带状疱疹神经痛，传统的单一治疗方法可能无法满足患者的需求，因此中西医结合治疗成为一种重要的选择。

　　本书的编写从临床角度出发，系统阐述带状疱疹神经痛的发病基础、中西医结合诊疗现状、技术进展、康复及预防等方面的知识。全书由六篇十六章组成，第一篇"基础理论"（第一章至第三章）、第二篇"带状疱疹神经痛临床特征"（第四章至第六章）、第三篇"带状疱疹神经痛的西医治疗"（第七章至第十一章）、第四篇"带状疱疹神经痛的中医治疗"（第十二章）、第五篇"带状疱疹神经痛中西医结合治疗的靶点"（第十三章）、第六篇"带状疱疹神经痛预防及康复"（第十四章至第十六章），分别从传统医学及现代医学的角度认识带状疱疹神经痛，不仅包含众多带状疱疹神经痛专家的临床经验，还涵盖了疼痛治疗的靶点与中医电针的融合实践、中西理论的契合等新理念新方法，这是团队近十几年来对带状疱疹神经痛治疗的一些新认识与体悟，希望为该病的治疗提供新的思路。

　　本书主要由上海市中医医院、北京中医药大学东方医院、上海交通大学附属第六人民医院、复旦大学基础医学院、东部战区总医院等单位的学者参与编写，在此对他们的辛苦付出表示衷心感谢！其次，还要衷心感谢樊碧发教授为本书作序，为本书增光添彩。

　　尽管我们一直关注带状疱疹神经痛这一临床难题，但带状疱疹神经痛发病机制复杂，涉及神经免疫学、神经生理学、疼痛治疗学等多个领域的专业学科知识，加上编者水平有限，本书不足之处在所难免，恳请广大读者及医学界同仁拨冗斧正，以期修订再版时进一步完善。

王开强　薛纯纯　张金华

2023 年 11 月 1 日

目　录

第五篇　带状疱疹神经痛中西医结合治疗的靶点

第六篇　带状疱疹神经痛预防及康复

第一篇
基础理论

第一章

水痘-带状疱疹病毒的病理生理

第一节　水痘-带状疱疹病毒的特征

一、病毒的结构与生物学特性

水痘-带状疱疹病毒（varicella-zoster virus，VZV）呈球形，二十面体立体对称，直径 150 ～ 200 nm，为线性双链 DNA。最外层为薄膜结构，表面含有包膜糖蛋白和 Fc 受体（IgG 的活性结合点）。包膜上的蛋白可来自宿主的膜蛋白，也可来自病毒基因组编码的膜蛋白；病毒通过与宿主的包膜融合进出细胞，从而不会造成细胞死亡。VZV 完整 DNA 序列长度为 124 884 个碱基对（bp），其他 VZV 分离株的 DNA 序列在 124 770 ～ 125 945bp 范围内变化。计算机辅助分析 VZV 基因组编码至少 71 个开发阅读框（ORFs）以及相关的启动子序列，分别编码的蛋白从 8 ～ 300 kDa 不等。这些基因包括负责控制病毒基因转录的即时早期早调控蛋白，编码病毒激酶的早期基因和组成病毒外壳的糖蛋白的晚期基因。

VZV 目前发现 5 个分支，但序列上存在 99.8% 的保守性。基因组由独特的长片段区 UL（约 105 000bp）和短片段区 Us（约 5232bp）以及内部重复区（IR）和末端重复区（TR）等组成。包括 8 个糖蛋白（gB、gC、gE、gH、gI、gK、gL、gN），在受感染的细胞中，糖蛋白 gE、gB 和 gH 极为丰富，在病毒体的胞膜中也存在这些糖蛋白，这些糖蛋白在吸附和穿透细胞以及细胞间传递中发挥重要作用。

VZV 通过外壳上的糖蛋白与细胞受体结合，再穿透细胞膜进入细胞内。病毒在细胞内的复制是一个复杂的级联调节过程，按照顺序分别表达 α、β 和 γ 基因。病毒的复制主要是在感染的细胞核内进行的。病毒在细胞核内复制和装配，通过核膜出芽，由胞吐或细胞溶解方式释放病毒，病毒可通过细胞间桥直接扩散，感染细胞或与邻近未感染细胞融合，形成多核巨细胞。可表现为溶细胞性感染，即增殖性感染、潜伏性感染、整合感染和先天性感染。VZV 只有在人或猴的成纤维细胞中才能繁殖，3 天至 2 周出现典型的细胞病变，如细胞核内包涵体以及多核巨细胞的形成。病毒在细胞与细胞间扩散，再感染邻近细胞（图 1-1-1）。

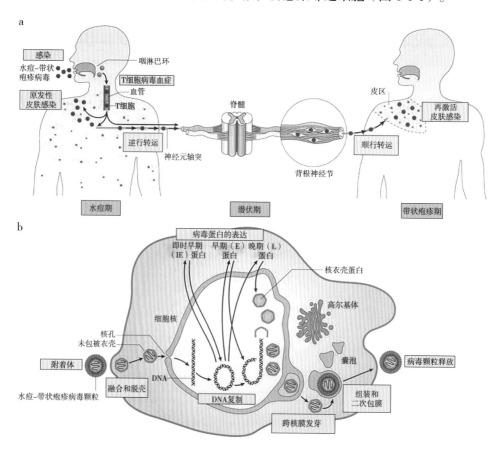

图 1-1-1　水痘 – 带状疱疹病毒生命周期和复制

a.水痘–带状疱疹病毒（VZV）生命周期模型。当病毒颗粒到达进入黏膜上皮部位时，水痘–带状疱疹病毒感染人类宿主。局部复制之后扩散到扁桃体和其他区域淋巴组织，水痘–带状疱疹病毒进入T细胞。然后，受感染的T细胞将病毒递送到皮肤复制部位。水痘–带状疱疹病毒在沿神经元轴突转运到神经元核或病毒血症后，在感觉神经节中建立潜伏期。潜伏期的重新激活使皮肤发生第二阶段的复制，这通常会导致受累感觉神经节支配的皮节病变。

b.水痘–带状疱疹病毒复制模型。水痘–带状疱疹病毒颗粒附着在细胞膜上，融合并释放被膜蛋白。未包被的衣壳停靠在核孔处，基因组DNA被注入细胞核并循环。根据单纯疱疹病毒1（HSV-1）复制中记录的事件，表达即时早期基因，然后是早期和晚期基因。核衣壳被组装并包装新合成的基因组DNA，移动到内核膜并穿过核膜发芽。衣壳进入细胞质，病毒粒子糖蛋白在反式高尔基体区域成熟，被膜蛋白在囊泡中组装，衣壳经历二次包膜并被运送到细胞表面，在那里释放新组装的病毒颗粒致病性 VZV（水痘 – 带状疱疹病毒）没有动物宿主，人是唯一宿主，皮肤为病毒的靶器官。VZV 感染人有 2 种类型，即原发感染 – 水痘（varicella）是小儿常见的急性传染病，临床特征是分批出现皮肤黏膜的斑疹、丘疹、疱疹和结痂，全身症状轻微。水痘病毒经直接接触或经呼吸道黏膜或结膜进入机体，扩散至皮肤和黏膜组织，在局部皮肤、黏膜细胞及淋巴结内复制，在 2 ～ 3 天后进入血流和淋巴液，即为第 1 次病毒血症；在单核 – 巨噬细胞系统内再次增殖后释放入血流，即第 2 次病毒血症，病毒向全身扩散，引起各器官病变。主要损害部位在皮肤，偶尔累及内脏，发病时皮肤出现丘疹水泡，有的因感染发展成脓疱疹。临床上水痘皮疹分批出现与间歇性病毒血症有关。

在儿童初次感染后引起水痘，之后潜伏在神经节中的 VZV，当机体免疫力低下时再激活，沿身体单侧感觉神经呈带状分布在机体的腰部、背部、肩部等局部皮肤表面形成疱疹，部分患者将出现皮肤痛，多见于成人。水痘 – 带状疱疹病毒与单纯疱疹病毒、巨细胞病毒以及 EB 病毒同属疱疹病毒科，只有一个血清型，在体外抵抗力弱，不耐酸，不耐热，对乙醚敏感，在痂皮中不能存活（即结痂无传染性）。人是唯一传染源，出疹前一天至疱疹完全结痂均有传染性。VZV 具有高度传染性，主要通过空气飞沫传播，感染的人群在水痘疹发动前 2 天主要通过唾液或结膜液分泌病毒。

二、病毒的皮肤感染过程

皮肤是人体最外层的器官，从最内层到最外层有以下组织：皮下组织、真皮和表皮。真皮和表皮分别代表皮肤结缔组织和上皮组织。虽然 VZV 在真皮和表皮中复制，但后者是病毒复制的主要部位，也是携带传染性 VZV 颗粒的疱疹病变形成的部位，从而保证病毒传播给新的易感宿主。

角质形成细胞是表皮中的主要细胞类型，经历增殖、分化和死亡的循环，从而保持表皮稳态和屏障功能。它们在基底表皮层中保持增殖能力，当开始分化时，它们停止分裂并移动到基底层、棘细胞层、颗粒层、透明层和角质层。病毒在细胞间复制、传播，与细胞高度相关，VZV 在开始复制的地方感染表皮基底角质形成细胞，只有当角质形成细胞分化为上表皮层时才具有传染性，病毒以感染性无细胞病毒颗粒的形式在皮肤起泡病变中积聚。基底角质形成细胞中新形成的病毒颗粒是未成熟的，不表达糖蛋白。在基底层和棘细胞层，VZV 颗粒与表皮分化一起成熟并表达糖蛋白。它们还通过合胞体的形成在细胞间传播。在最上面的表皮层成熟，释放出病毒颗粒。

人类角质细胞感染 VZV 后，随着表皮分化，病毒拷贝数增加，这与复制周期早期或晚期 VZV 基因表达增加有关。VZV 即时早期基因（即受到外界刺激后迅速并且短暂激活的基因）通常在基底表皮层表达，而晚期基因如糖蛋白 gC 和 gE 往往在基底层表达。提示 VZV 依赖于表皮末端分化，成熟为无细胞的感染性病毒颗粒，这些病毒颗粒可以因皮肤损伤而被释放以感染新的宿主。VZV 蛋白对体内发病至关重要，包括病毒糖蛋白 gC（由 ORF14 编码）、gM（由 ORF50 编码）、调节蛋白 ORF10 和激酶 ORF47。对体内 VZV 皮肤病理发生至关重要的其他病毒蛋白包括由 ORF9-12 基因簇和转录反式激活因子 IE62（由 ORF62 和 ORF71 编码）和 IE63（由 ORF63 和 ORF70 编码）编码的蛋白，对于 IE63 来说，体内 VZV 感染取决于其磷酸化状态。

在体内皮肤病理发生中至关重要的糖蛋白包括糖蛋白 gE（由 ORF68 编码），对 VZV 在皮肤中的复制和细胞 - 细胞的传播至关重要，其伴侣 gI，以及糖蛋白 gB（由 ORF31 编码）和 gH（由 ORF37 编码）调节病毒进入细胞和细胞 - 细胞融合以产生合胞体。合胞体的产生是 VZV 感染的标志，它是由感染细胞与未感染细胞融合形成多核细胞引起的。融合过程是由 gB 和 gH/gL 的相互作用触发的，它们定位在受感染细胞的表面以及邻近细胞的细胞膜的受体上。首先，在相邻细胞膜之间形成融合孔，然后膜完全融合并结合其细胞质和细胞核，产生合胞体典型的多核结构。gB 的细胞质部分的结构域对于融合过程是必不可少的，特别是基于免疫受体酪氨酸的抑制基序（ITIM）和 ITIM 下游的赖氨酸簇。合胞体的形成依赖于细胞 - 细胞融合的平衡；太少的融合将不允许细胞间的有效传播，而太多的融合将对病毒颗粒的组装和复制有害。因此，融合过程需要通过病毒操纵宿主蛋白来进行调控。

三、病毒的神经感染过程

水痘 - 带状疱疹病毒属于疱疹病毒科家族一员，具有高度种属特异性以及嗜神经和皮肤特性。VZV 病毒在初次感染后经呼吸道黏膜侵入人体，临床表现为水痘或隐性感染。病毒进入皮肤感觉末梢并沿神经纤维向中枢移动，持久潜伏于脊神经节神经元中，当机体免疫力下降时，潜伏的病毒被激活并进行复制，受累神经节因炎症产生神经痛，同时病毒沿着神经纤维播散至皮肤相应节段，将引起带状疱疹（herpes zoster，HZ）。在单纯糖尿病和严重免疫缺陷的小鼠 - 人神经模型中，发现 VZV 将同时感染体内神经元和胶质细胞，并能在细胞之间进行有效传播。

第二节　水痘–带状疱疹病毒引起的皮肤损伤

一、皮肤正常结构

皮肤由表皮、真皮、皮下组织、皮肤附属器和丰富的血管、淋巴管、神经和肌肉组成（图 1-2-1）。

（一）表皮

表皮层又分为角质形成细胞、树突状细胞和表皮下基底膜带。表皮无血管，有许多微小的神经末梢。表皮主要由角质形成细胞、表皮下基底膜带和表皮的树突状细胞构成。

1. 角质形成细胞

角质形成细胞占表皮细胞的 80% 以上，为表皮的主要细胞。按细胞形态可分 5 层，由外至内分为角质层、透明层、颗粒层、棘细胞层和基底层。

（1）角质层：主要成分为角蛋白，是由无核的死细胞紧密地排列在一起而形成，比较坚韧，能抵御酸、碱和物理元素的刺激，是皮肤对外的第一道保护屏障。

（2）透明层：由 2～3 层扁平无核透明的角化细胞构成。主要见于手掌和脚掌处，起到锁住水分流失的作用。

（3）颗粒层：由 2～5 层有核细胞构成，细胞呈梭形或扁平。颗粒层细胞是向角质层分化的细胞，细胞核和细胞器在该层内溶解。颗粒层细胞典型的特征是细胞内充满粗大、深染的嗜碱性透明角质颗粒，越靠近角质层，颗粒越大，数目越多。这些颗粒具有折射光线作用，可减弱紫外线的伤害。

（4）棘细胞层：由 4～8 层细胞构成，细胞呈多角形，细胞表面有许多小的突起与相邻细胞突起相邻，形成细胞间桥。协助基底细胞代谢。

（5）基底层：主要由黑色素细胞构成，可产生黑色素，有抵御紫外线作用。

2. 树突状细胞

又分为黑素细胞、朗格汉斯细胞、梅克尔细胞和未定类细胞。

（1）黑素细胞：主要存在于表皮的基底层，占基底层细胞的 10%。银染及DOPA 染色显示黑素细胞有较多的树枝状突起，伸向邻近的基底细胞和棘细胞能输送已合成的黑素小体，后者聚集在这些细胞核上方，吸收紫外线，保护细胞核

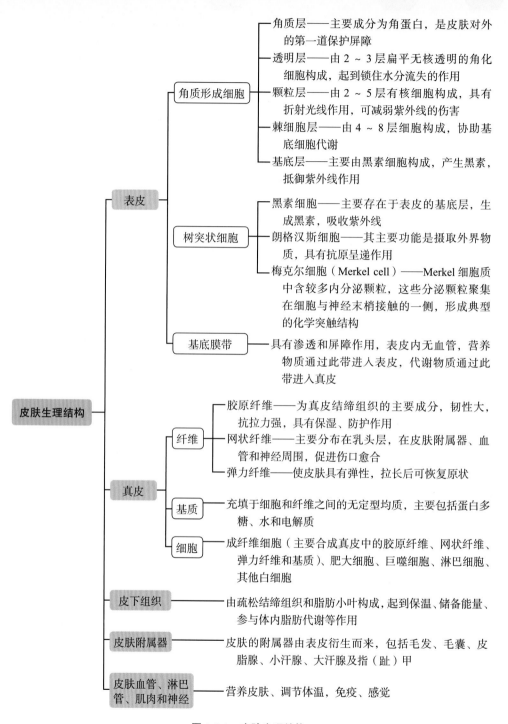

图 1-2-1　皮肤生理结构

免受紫外线的损伤。黑素小体依其细胞内色素量的多少可分为 4 期：第 I 期黑素小体为囊泡，细胞内无黑素沉着；II 期开始出现黑素沉积，III 期黑素小体也以椭圆形为主，有明显的黑素沉积；IV 期黑素小体多为圆形，已完全黑素化。从第 I 期至第 IV 期黑素小体，其酪氨酸酶活性从强到弱直至消失，而负责降解黑素小体的酸性磷酸酶则自无到有直至很强。黑素细胞有发达的粗面内质网、线粒体及高尔基复合体。黑素细胞与角质形成细胞之间无桥粒结构，在其周围的角质形成细胞间可见较多含黑素小体的树枝状突断面。

（2）朗格汉斯细胞：光镜下细胞呈多角形，来源于骨髓及脾的免疫活性细胞，主要存在于棘层中上部的棘细胞之间，细胞化学染色腺苷三磷酸酶和氨肽酶都呈阳性，多巴反应为阴性，朗格汉斯细胞有多种表面标记，其中特异性的标记为 CD1a 和 langerin（CD207）。正常成人的朗格汉斯细胞占表皮细胞总数的 3% ~ 5%。朗格汉斯细胞代谢呈现活跃的结构特点，细胞核呈分叶或弯曲形态，各种细胞器如线粒体、高尔基和内质网等也比较发达。其主要功能是摄取外界物质，具有抗原呈递作用。

（3）梅克尔细胞（Merkel cell）：为圆形或椭圆形，散在分布于基底层，在手掌表皮、毛囊上皮、生殖道和口腔黏膜中较多。普通光镜很难区分，通常通过银染法进行区分。Merkel 细胞质中含较多内分泌颗粒，这些分泌颗粒聚集在细胞与神经末梢接触的一侧，形成典型的化学突触结构。

3. 表皮下基底膜带

在表皮和真皮连接处，在 PAS 染色后，可见 0.5 ~ 1 μm 厚的均一的紫红色带，即为基底膜带。基底膜带除连接表皮和真皮外，基底膜带还具有渗透和屏障作用，表皮内无血管，营养物质通过此带进入表皮，代谢物质通过此带进入真皮。

（二）真皮层

真皮位于表皮下方，通过基底膜带与表皮基底层细胞相嵌合，对表皮起支持作用，可分为乳头层真皮和网状层真皮。真皮主要由结缔组织构成，由纤维、基质和细胞组成，内含有血管、淋巴、皮肤附属器官等。

1. 真皮中的纤维

（1）胶原纤维：为真皮结缔组织的主要成分，乳头层中的胶原束最细，排列没有方向，而在真皮的中下部胶原纤维较粗，呈束状，走向和皮肤表面平行。真皮内胶原纤维主要为 I 型胶原蛋白（80% ~ 90%）和 III 型胶原蛋白（8%），HE 染色呈浅红色。胶原纤维韧性大，抗拉力强，但缺乏弹性。

（2）网状纤维：主要分布在乳头层，在皮肤附属器、血管和神经周围。HE

染色不易分辨网状纤维，但因具有嗜银性，经硝酸银浸染可显黑色。网状纤维主要由Ⅲ型胶原蛋白构成。

（3）弹力纤维：在HE染色切片中，可见弹力纤维呈波浪状缠绕在胶原束之间。弹力纤维经醛品红特染可着紫色。弹力纤维使皮肤具有弹性，拉长后可恢复原状。

2. 真皮的基质

真皮的基质是一种充填于细胞和纤维之间的无定形均质，主要包括蛋白多糖、水和电解质。蛋白多糖主要包括透明质酸、硫酸软骨素B和硫酸软骨素C等。

3. 真皮中的细胞

真皮结缔组织中有成纤维细胞，主要合成真皮中的胶原纤维、网状纤维、弹力纤维和基质。除此之外，真皮中含有肥大细胞、巨噬细胞、淋巴细胞和其他白细胞。

（三）皮下组织

在真皮下方，由疏松结缔组织和脂肪小叶构成，脂肪小叶中含有脂肪细胞，故皮下组织又称"皮下脂肪层"。主要起到保温、储备能量、参与体内脂肪代谢等作用。

（四）皮肤附属器

皮肤的附属器由表皮衍生而来，包括毛发、毛囊、皮脂腺、小汗腺、大汗腺及指（趾）甲。毛发主要由角质形成细胞构成从内到外由髓质、皮质和毛小皮构成。毛囊位于真皮和皮下组织中，由上皮细胞和结缔组织形成，是毛发生长必需的结构。皮脂腺开口于毛囊，位于真皮浅层，由腺体和导管组织组成。皮脂有润泽皮肤和毛发的作用。汗腺分泌汗水，根据汗腺分泌的不同分为大汗腺、小汗腺。汗液的主要成分包括水、无机盐和少量尿素等代谢废物。汗腺受神经系统调节，遇热或运动、情绪变化及服用某些药品之后，汗腺分泌增加。

（五）皮肤血管、淋巴管、肌肉和神经

表皮内无血管，主要由真皮渗透来的组织液进行新陈代谢。真皮及皮下组织的血管极为丰富，血管间相互连通，起到营养皮肤和调节体温的作用。同时皮肤的淋巴管与血管伴行，分浅层淋巴网和深层淋巴网，并逐渐汇合成较粗的淋巴管，流入所属淋巴结，组成淋巴系统。淋巴系统有过滤淋巴液和免疫的功能。

皮肤的神经是周围神经的分支，一种为躯体神经中的感觉神经，即知觉神经纤维，对温度（热冷）、触摸、压力和疼痛这四种基本知觉有反应；另一种是内脏运动神经，即交感神经，它包括运动神经纤维和分泌神经纤维，前者支配竖毛肌的运动，后者支配皮肤的汗腺及皮脂腺分泌。

二、水痘-带状疱疹病毒引起的皮肤损伤

（一）皮肤的神经末梢支配

皮肤中有丰富的神经分布，可感受环境刺激，如触、压、振动、牵拉、冷热温度刺激和伤害性刺激（对皮肤的轻重不同的破坏性刺激）。这些刺激由分布在真皮和皮下组织中的神经纤维与神经末梢器官感受，并传导到脊神经节或脑神经节神经元并产生感觉。皮肤的感觉神经大多是有髓神经纤维，其终末广泛分布于皮肤各层中。

自主性传出纤维为无髓的去甲肾上腺素能和胆碱能纤维，分布于微动脉、立毛肌、汗腺肌上皮细胞及阴囊、小阴唇、会阴和乳头等处的真皮平滑肌，这些神经通过调节血管运动和出汗而参与体温调节；自主神经来自交感神经，为无髓神经纤维，分布于血管、立毛肌、小汗腺和顶泌汗腺，其功能与腺体分泌和平滑肌收缩有关。

（二）皮肤疼痛发生机制

疼痛是带状疱疹的显著特征，主要表现为神经病理性疼痛。病毒在感染的神经节内复制引发的炎症及神经元坏死是发病的基础，而神经敏化及传入神经兴奋是发生痛觉的主要机制。

痛觉是由各种损伤性刺激所引起，即当其他各种感觉达到一定损伤性程度时均可产生痛觉。痛觉感受器也称为伤害感受器，广泛分布于皮肤各层中的游离神经末梢，这些游离神经末梢是一种化学感受器。当各种伤害性刺激作用时，首先引起组织内释放某些致痛物质，如氯化钾、氢离子、组胺、5-羟色胺、缓激肽、前列腺素E、乙酰胆碱和P物质等，痛觉感受器可感受组织内释放的某些致痛物质，产生痛觉并传入中枢引起痛觉。当局部受到损害后，伤害性感受器（感觉神经介导性疼痛）变得更敏感，导致不断发生的神经冲动发放和过度兴奋性增高，称周围感觉敏化。伤害性感受器长期发放冲动，增加了脊髓背角神经元的传入刺激，扩大了背角神经元的接收区域，形成中枢敏化，表现为痛觉异常（paralgesia）和痛觉敏化（hyperalgesia）。此外，在传入神经阻滞的情况下，中枢神经引发自发性活动，产生持续性疼痛。

痛觉的中枢传导通路比较复杂。痛觉传入纤维进入脊髓后，在脊髓背角交换神经元并发出纤维交叉到对侧，再经脊髓丘脑侧束上行抵达丘脑的体感觉核，转

而向皮质体表感觉区投射。此外，痛觉传入冲动还在脊髓内弥散上行，沿脊髓网状纤维、脊髓中脑纤维和脊髓丘脑内侧部纤维，抵达脑干网状结构、丘脑内侧部和边缘系统引起痛的情绪反应。

第三节　水痘-带状疱疹病毒的神经损害

一、神经纤维正常结构和功能

神经纤维是由神经元的轴突或树突、髓鞘和神经膜组成。神经纤维直径在十分之几微米（1 μm 等于 1/1000 mm）至 100 μm 之间，其外有绝缘性髓鞘包裹，称为有髓鞘纤维；没有明显髓鞘的，称为无髓鞘纤维。许多平行的神经纤维集合成束，即为神经。负责把感受器的神经冲动传到中枢神经系统的，叫传入纤维；把中枢神经系统的冲动传到效应器官的叫传出纤维。由传入纤维组成的纤维束叫感觉神经；由传出纤维组成的纤维束叫运动神经；兼有传入和传出两种纤维的神经纤维束叫混合神经。

典型的皮肤神经中包含两种类型的神经轴：初级传入 A_β、A_δ 和 C 纤维（细胞体在背根神经节中）和交感神经节纤维（细胞体在交感神经节中）。相关研究表明，痒觉和痛觉的传导是通过无髓鞘的 C 神经纤维激活位于脊髓背角的神经元层状体 I 亚群进行的。光镜和电镜观察人类皮肤可发现表皮内存在神经纤维，其"游离的"非特异性神经末梢延伸至颗粒层。有髓鞘的 A_β 神经纤维和 A_δ 神经纤维主要负责传导机械刺激和化学性刺激。

二、病毒侵入神经的病理变化

VZV 在皮肤复制期间，同时感染支配皮肤真皮和表皮感觉的神经末梢。神经元被感染的一种方法是在皮肤损伤处神经纤维遇到 VZV 并被病毒感染，病毒感染神经元后通过逆行轴突运输进入神经元细胞体，并保持潜伏状态。神经元被感染的另一种方法可能涉及病毒从 VZV 感染的 T 细胞直接传播到神经元细胞体，但其确切机制尚不清楚。一旦重新激活，VZV 会回到皮肤中导致带状疱疹，疼痛局限于发生重新激活的神经节支配的皮肤区域。

（向延卫　丁道芳）

参考文献

［1］ Zerboni L, Sen N, Oliver SL, et al. Molecular mechanisms of varicella zoster virus pathogenesis[J]. Nature reviews Microbiology, 2014 3, 12(3): 197-210.

［2］ Davison AJ, Scott JE. The complete DNA sequence of varicella-zoster virus[J]. J. Gen. Virol, 1986, 67, 1759-1816.

［3］ Cohen JI. The varicella-zoster virus genome[J]. Curr Top Microbiol Immunol, 2010, 342: 1-14.

［4］ Breuer J. VZV molecular epidemiology[J]. Curr Top Microbiol Immunol, 2010, 342: 15-42.

［5］ Candi E, Schmidt R, Melino G. The cornified envelope: A model of cell death in the skin[J]. Nat Rev Mol Cell Biol, 2005, 6(4): 328-340.

［6］ Blanpain C, Fuchs E. Epidermal homeostasis: A balancing act of stem cells in the skin[J]. Nat Rev Mol Cell Biol, 2009, 10(3): 207-217.

［7］ Proksch E, Brandner JM, Jensen JM. The skin: an indispensable barrier[J]. Exp Dermatol, 2008, 17(12): 1063-1072.

［8］ Jones M, Dry IR, Frampton D, et al. RNA-seq Analysis of Host and Viral Gene Expression Highlights Interaction between Varicella Zoster Virus and Keratinocyte Differentiation[J]. PLoS Pathog, 2014, 10(1): e1003896.

［9］ Gershon MD, Gershon AN. VZV infection of keratinocytes: production of cell-free infectious virions in vivo[J]. Curr Top Microbiol Immunol, 2010, 342: 173-188.

［10］ Moffat JF, Zerboni L, Sommer MH, et al. The ORF47 and ORF66 putative protein kinases of varicella-zoster virus determine tropism for human T cells and skin in the SCID-hu mouse[J]. Proc Natl Acad Sci USA, 1998, 95(20): 11969-11974.

［11］ Moffat JF, Zerboni L, Kinchington PR, et al. Attenuation of the vaccine Oka strain of varicella-zoster virus and role of glycoprotein C in alphaherpesvirus virulence demonstrated in the SCID-hu mouse[J]. J Virol, 1998, 72(2): 965-974.

［12］ Besser J, Ikoma M, Fabel K, et al. Differential requirement for cell fusion and virion formation in the pathogenesis of varicella-zoster virus infection in skin and T cells[J]. J Virol, 2004, 78(23): 13293-13305.

［13］ Che X, Reichelt M, Sommer MH, et al. Functions of the ORF9-to-ORF12 gene cluster in varicella-zoster virus replication and in the pathogenesis of skin infection[J]. J Virol, 2008, 82(12): 5825-5834.

［14］ Zerboni L, Sung P, Sommer M, et al. The C-terminus of varicella-zoster virus glycoprotein M contains trafficking motifs that mediate skin virulence in the SCID-human model of VZV pathogenesis[J]. Virology, 2018, 523, 110-120.

［15］ Baiker A, Bagowski C, Ito H, et al. The immediate-early 63 protein of Varicella-Zoster virus: analysis of functional domains required for replication in vitro and for T-cell and skin tropism in the SCIDhu model in vivo[J]. J Virol, 2004, 78(3): 1181-1194.

［16］ Berarducci B, Ikoma M, Stamatis S, et al. Essential functions of the unique N-terminal region of the varicella-zoster virus glycoprotein E ectodomain in viral replication and in the pathogenesis of skin infection[J]. J Virol, 2006, 80(19): 9481-9496.

[17] Berarducci B, Rajamani J, Zerboni L, et al. Functions of the unique N-terminal region of glycoprotein E in the pathogenesis of varicella-zoster virus infection[J]. Proc Natl Acad Sci USA, 2010, 107(1): 282-287.

[18] Oliver SL, Sommer MH, Reichelt M, et al. Mutagenesis of varicella-zoster virus glycoprotein I (gI) identifies a cysteine residue critical for gE/gI heterodimer formation, gI structure, and virulence in skin cells[J]. J Virol, 2011, 85(9): 4095-4110.

[19] Oliver SL, Sommer M, Zerboni L, et al. Mutagenesis of varicella-zoster virus glycoprotein B: Putative fusion loop residues are essential for viral replication, and the furin cleavage motif contributes to pathogenesis in skin tissue in vivo[J]. J Virol, 2009, 83(15: 7495-7506.

[20] Oliver SL, Brady JJ, Sommer MH, et al. An immunoreceptor tyrosine-based inhibition motif in varicella-zoster virus glycoprotein B regulates cell fusion and skin pathogenesis[J]. Proc Natl Acad Sci USA, 2013, 110(5): 1911-1916.

[21] Yang E, Arvin AM, Oliver SL. The cytoplasmic domain of varicella-zoster virus glycoprotein H regulates syncytia formation and skin pathogenesis[J]. PLoS Pathog, 2014, 10(5): e1004173.

[22] Vleck SE, Oliver SL, Reichelt M, et al. Anti-glycoprotein H antibody impairs the pathogenicity of varicella-zoster virus in skin xenografts in the SCID mouse model[J]. J Virol, 2010, 84(1): 141-152.

[23] Vleck SE, Oliver SL, Brady JJ, et al. Structure-function analysis of varicellazoster virus glycoprotein H identifies domain-specific roles for fusion and skin tropism[J]. Proc Natl Acad Sci USA, 2011, 108(45): 18412-18417.

[24] Oliver SL, Zhou M, Arvin AM. Varicella-zoster virus: Molecular controls of cell fusion-dependent pathogenesis[J]. Biochem Soc Trans, 2020, 48(6): 2415-2435.

[25] Gershon MD, Gershon AA. VZV infection of keratinocytes: Production of cell-free infectious virions in vivo[J]. Curr Top Microbiol Immunol, 2010, 342: 173-188.

[26] Annunziato PW, Lungu O, Panagiotidis C, et al. Varicella-Zoster Virus Proteins in Skin Lesions: Implications for a Novel Role of ORF29p in Chickenpox[J]. J Virol, 2000, 74(4): 2005-2010.

[27] Gershon AA, Chen J, Gershon MD. A model of lytic, latent, and reactivating varicella-zoster virus infections in isolated enteric neurons[J]. J Infect Dis, 2008, 197 (Suppl 2): S61-S65.

[28] Sadaoka T, Depledge DP, Rajbhandari L, et al. In vitro system using human neurons demonstrates that varicella-zoster vaccine virus is impaired for reactivation, but not latency[J]. Proc Natl Acad Sci USA, 2016, 113(17): E2403-E2412.

[29] Markus A, Grigoryan S, Sloutskin A, et al. Varicella-zoster virus (VZV) infection of neurons derived from human embryonic stem cells: Direct demonstration of axonal infection, transport of VZV, and productive neuronal infection[J]. J Virol, 2011, 85(13): 6220-6233.

[30] Grigoryan S, Kinchington PR, Selariu A, et al. Retrograde axonal transport of VZV: Kinetic studies in hESC-derived neurons[J]. J Neurovirol, 2012, 18(6): 462-470.

[31] Zerboni L, Ku C, Jones CD. Varicella-zoster virus infection of human dorsal root ganglia in vivo[J]. Proc Natl Acad Sci USA, 2005, 102(18): 6490-6495.

第二章

带状疱疹神经痛的病理学机制

第一节 概 述

一、疼痛的定义

疼痛是一种与伤害及痛苦关联的、令人厌恶的复合感觉。疼痛在强度、性质、持续时间和定位等方面有很大的变异性。因此，疼痛的定义十分复杂。1994 年国际疼痛学会（International Association for the Study of Pain，IASP）为疼痛进行了定义，即"一种与组织损伤或潜在损伤相关的不愉快的主观感觉和情绪情感体验"。疼痛在正常生理条件下可以为躯体提供警报信号，但是在病理条件下，疼痛是大多数疾病具有的共同症状，往往与自主神经活动、运动反射、心理、情绪等反应交织错杂，使患者备感痛苦。因此，慢性疼痛不仅是一种症状，也是一种疾病，是临床诊疗的一大难题。

二、痛觉相关的神经系统

人体的神经系统在形态和功能上是完整的，可按其所在部位和功能分为中枢神经系统和周围神经系统。其中中枢神经系统主要由脑和脊髓构成，周围神经系统联络于中枢神经和其他各系统器官之间，包括与脑相连的脑神经和与脊髓相连的脊神经，主要由神经纤维组成。

（一）周围和内脏痛觉感受系统

伤害性感受是机体对伤害性刺激的发现、所产生的神经冲动的传导和传递过程的体验，分为外感受器和内感受器。通常把接受躯体和内脏伤害性刺激的第一级神经元的神经末梢称作伤害感受器，其细胞体位于背根神经节和一些脑神经的神经节中。当外界刺激来临时，伤害感受器迅速作出反应，通过感受末梢膜结构中一些特殊蛋白质所实现的跨膜信号传导，将不同能量形式的外来刺激转变成为传入神经纤维上的动作电位，经过同一神经元轴突的中枢分支，将神经电信号传向脊髓和脑干中的第二级神经元（局部中间神经元）。

1. 皮肤的伤害感受器

（1）与 C 纤维有关的机械－热伤害感受器：与 C 纤维有关的机械－热伤害感受器最早被发现在 20 世纪 70 年代末，由雷曼（LaMotte）和坎贝尔（Campbell）在猴子身上发现。它们对热刺激感受的范围在 38 ~ 50℃，传导速度小于 2 m/s；一般在 41 ~ 49℃的范围内，传入纤维上的放电频率随温度增加而增大，这同人体试验中引起痛感的热刺激范围相一致。伤害感受器在 49℃时的放电频率是 45℃时的 3 ~ 4 倍。这种伤害感受器也对高强度的机械、物理（冷）或化学刺激起反应，因此也被称为多觉性伤害感受器（polymodal nocicepor）。

（2）与 A 纤维有关的机械－热伤害感受器：与 A 纤维有关的机械－热伤害感受器可区分为两种类型：Ⅰ型多见于猴手部无毛区，在正常状态时对热和机械刺激的阈值都很高，有时也被称为高阈值机械感受器；它们中的大多数对热刺激阈值超过 53℃，且反应的潜伏期较长，传入冲动的传导速度一般为 30 m/s，最高可达 55 m/s，属于 A_δ 和 A_β 纤维的范围。Ⅱ型见于手面部和其他有毛区，特点是对热刺激的阈值较Ⅰ型低得多，反应潜伏期短，能较快地产生适应，冲动传导速度约为 15 m/s，被认为与快痛的引起有关。

（3）非机械伤害感受器：近年研究发现，约有一半与 A_δ 纤维有关的伤害感受器以及 30% 与 C 纤维有关的伤害感受器，对机械刺激的阈值非常高或完全不起反应。它们有些是化学敏感伤害感受器，有些是对强的冷、热刺激有反应的感受器。这类感受器多位于关节部位，它们虽然在正常时对机械刺激不敏感，但在有炎症时可对机械刺激发生反应。

人类的疼痛和伤害感受器：人类皮肤在受到 41 ~ 49℃ 热刺激时产生痛感，产生的潜伏期较长，与 C 纤维多觉性伤害感受器有关。如果在无毛皮肤使用持久的热刺激，可引发持续的疼痛，可能与Ⅰ型 A 纤维伤害感受器有关。

C 纤维多觉性伤害感受器的低频率传入放电并不引起痛感，中枢注意机制是决定何种放电引起痛感的关键因素。另外，在某些情况下非伤害感受器也可引发疼痛，例如在神经或组织伤害的情况下，轻微的触压可以通过低阈值机械感受器的活动引起疼痛。

2. 其他组织的伤害感受器

内脏器官的伤害感受器主要是 C 纤维相关的多觉性伤害感受器，少数为 A_δ 纤维；它们对机械刺激、温度和化学致痛物质的刺激均十分敏感。内脏痛的传入神经主要是交感神经干内的传入纤维；它通过后根进入脊髓，然后和周围神经共同上行。但食管、气管的痛觉是通过迷走神经干内的传入纤维进入中枢而上传，部分盆腔器官（如直肠、膀胱三角区、前列腺、子宫颈等）的痛觉传入神经纤维是沿盆神经进入骶髓而上传。上述的内脏痛是指内脏本身受到刺激时所产生的疼痛。

内脏疾病往往导致远离内脏的身体体表部位发生疼痛或痛觉过敏，即牵涉痛。发生牵涉痛的部位与真正发生痛觉的患病内脏部位有一定的解剖关系，大多数情况下，它们都受同一脊髓节段的后根神经支配，即患病内脏的传入神经纤维和皮肤牵涉部位的传入神经纤维由同一后根进入脊髓。由患病内脏传入的冲动可提高相应的脊髓中枢的兴奋性，从而影响邻近的中枢，以致由皮肤传入的冲动能使相应的脊髓中枢发生更大的兴奋，由此上传的冲动也可能增强，这可能是痛觉过敏的原因。

（二）中枢神经和痛觉传导通路

学者们一直在推动着痛觉传导通路的研究。多年的研究发现，痛觉传导系统主要包括外周感觉神经、脊髓至脑干和丘脑神经元网络，以及丘脑和大脑皮质的相互联系三个主要部分。伤害性感受器的传入冲动在中枢第一站脊髓背角神经元初步整合后，由脊髓白质的腹外侧索、背外侧索和背柱传递到丘脑进行加工，伤害性信息最后到大脑皮质产生痛觉，在腹外侧索、背外侧索和背柱中与痛觉传导相关的脊髓上行通路主要包括脊髓丘脑束、脊髓网状束、脊髓中脑束等。

1. 脊髓丘脑束（脊丘束，STT）

（1）新脊丘束：外周神经的细纤维由后根的外侧部进入脊髓，然后在后角换元，再发出纤维上行，在中央管前交叉到对侧的前外侧索内，沿脊髓丘脑侧束的外侧部上行，抵达丘脑的腹后外侧核。此神经纤维束在种系发生上出现较晚，故称新脊丘束。该束传递的信息可经丘脑的特异感觉核群投射到大脑皮质的中央后回上 2/3 处，具有精确的分析定位能力，和快痛的形成有关。

（2）旧脊丘束或脊网丘束：也是由后角细胞的轴突组成，交叉后沿新脊髓丘脑侧束的内侧部上行。旧脊丘束的纤维分布弥散，长短不一。在上行途中多数纤维终止在脑干的内侧网状结构、中脑被盖和中央灰质区等处，再经中间神经元的多级转换传递而达到丘脑的髓板内核群以及下丘脑、边缘系统等结构。其中短的纤维就是脊髓网状束。还有少量最长的纤维直达丘脑的内侧核群。由于在低等动物就有此束，故称旧脊丘束，与脊网束、脊髓中脑纤维合称旁中央上行系统。该束传递的信息主要和内侧丘脑、下丘脑及边缘系统相联系，在功能上它和慢痛时所伴随的强烈情绪反应和内脏活动密切相关。

2. 脊髓网状束（脊网束，SRT）

脊网束是指脊髓上行终止于延髓和脑桥内侧网状结构的纤维、中脑导水管灰质和被盖，再经短的神经元链传递到两侧网状板内核群、丘脑底部、下丘脑和边缘系统等，从髓板内核群通过丘脑非特异投射系统，弥散地投射到大脑皮质的广泛区域。SRT神经元接受包括皮肤、肌肉、关节、骨髓和内脏的广泛外周传入汇聚。

3. 脊髓中脑束（脊中脑束，SMT）

脊髓伤害性神经元传入神经纤维在脊髓交叉至对侧，至中脑网状结构中的许多核团转换神经元，传至丘脑特异和非特异核群。SMT神经元的分布动物种系差异很大。SMT的细胞包括非伤害性、非特异性伤害和特异性伤害神经元3类。

4. 脊髓颈髓束（脊颈束，SCT）

脊颈束的神经元细胞体也位于脊髓后角板层Ⅳ、Ⅴ层内，接受来自同侧肌、皮神经的传入，其轴突沿外侧索的背内侧部分上行，投射到脊髓第1~2颈节的外侧颈核内，后者再发出纤维通过对侧的内侧丘系投射到丘脑的腹后外侧核及内侧膝状体大细胞区的内侧部，再由此换元向大脑皮质投射（主要在第二躯体感觉区）。脊颈束是动物传导痛觉信息的主要通路。

5. 突触后背索丘脑投射通路（PSDC）

外周神经的A类粗纤维由后根的内侧部进入脊髓，经薄束和楔束上行，在脑干的下部与薄束核和楔束核发生突触联系。自此发出轴突组成内侧丘系，到达对侧丘脑的腹后外侧核，对来自躯体、四肢精细的触觉、运动觉、位置觉进行辨别。虽然此束不是痛觉的传导通路，但它可能参与痛觉的中枢整合过程。

6. 脊髓下丘脑束（SHT）

脊髓伤害性神经元传入神经纤维直接投射到同侧下丘脑，并交叉到对侧下丘脑。与边缘系统有密切的关系，在痛觉情感成分的信息加工中起重要作用。脊髓下丘脑束的神经元主要起源于背角Ⅰ层、背角的外侧网状区（Ⅳ、Ⅴ层）和Ⅹ层，胞体分布从颈段到骶段整个脊缝。脊髓下丘脑束神经元轴突上行至同侧下丘脑视上交叉，穿过中线，分布在下丘脑的许多部位。90%的脊髓下丘脑束神经元对伤害性刺激起反应，脊髓骶尾段的脊髓下丘脑束神经元接受内脏的伤害性信息。基于下丘脑在神经内分泌中的特殊作用，以及是边缘系统的一个重要组成部分，脊髓下丘脑束神经元可能在应激状态的疼痛感受和痛觉的情感成分的信息传递中起重要作用。

7.脊髓旁臂杏仁束（SPAT）

脊髓旁臂杏仁束是 20 世纪 90 年代才被了解的一个新传导束。脊髓伤害性传入神经纤维主要由对侧背外侧束（DLF）终止在旁臂核，换神经元后再投射到杏仁核。神经元主要起源于背角Ⅰ层，少量在Ⅱ层，其轴突经背外侧索 – 外侧束（LF）投射到中脑旁管核，突触后二级神经元轴突再上行终止在杏仁核。脊髓旁臂杏仁束神经元接受来自皮肤、内脏、肌肉和关节的伤害性传入，参与介导疼痛的情感反应。

8.脊髓旁臂下丘脑束（SPHT）

脊髓伤害性传入主要由对侧背外侧索终止在旁臂核，换神经元后再投射到下丘脑。脊髓旁臂下丘脑束与脊髓旁臂杏仁束同源，功能也相似。主要区别在旁臂核的突触后二级神经元轴突终止在下丘脑腹内侧核（VMH）。

9.内脏痛觉通路

大部分腹、盆部器官的内脏痛主要由交感神经纤维传导，从膀胱颈、前列腺、尿道、子宫来的痛觉冲动是经过副交感神经纤维（盆神经）传到脊髓的，在脊髓后角（有人认为在板层Ⅴ层）换元，其轴突可在同侧或对侧脊髓前外侧索上升，伴行于脊髓丘脑束上行达丘脑腹后内侧核，然后投射到大脑皮质。经面神经、舌咽神经、迷走神经传入的痛觉冲动，传到延髓孤束核，由孤束核发出上行纤维，可能在网状结构换元后向丘脑下部投射。内脏痛觉传入纤维进入脊髓后也可由固有束上行，经多次中继，再经灰质后连合交叉到对侧网状结构，在网状结构换元后上行到丘脑髓板内核群和丘脑下部，然后投射到大脑皮质和边缘皮质。内脏痛的传入途径比较分散，即一个脏器的传入纤维可经几个节段的脊髓进入中枢，而一条脊神经又可含几个脏器的传入纤维，因此内脏痛往往是弥散的，而且定位不明确。

（三）疼痛整合中枢和下行抑制系统

感觉传入传导通过相关传导束到达痛觉的高级中枢丘脑，进行加工和整合。
（1）丘脑：丘脑的神经细胞群大致可以分为三大类。
第一类是按接受感觉的投射纤维，经过换元投射到大脑皮质感觉区的那些细胞群，例如腹后核的外侧与内侧部分（分别称为腹后外侧核和腹后内侧核）、内侧膝状体、外侧膝状体等。
腹后外侧核为脊髓丘脑束与内侧丘系的换元站，同躯干、肢体感觉的传导有关，腹后内侧核为三叉丘系（三叉丘脑束）的换元站，与头面部感觉的传导有关。腹后核发出的纤维向大脑皮质感觉区投射，不同部位传来的纤维在腹后核内换元并按一定的空间分布，下肢感觉在腹后核的最外侧，头面部感觉在腹后核内侧，而上肢感觉在中间部位。这种空间分布与大脑皮质感觉区的空间定位相对应。内侧膝状体是听觉传导路的换元站，发出纤维向大脑皮质听区投射。外侧膝状体是视觉传导路的换元站，发出纤维向大脑皮质视区投射。因此，上述细胞群是所有特定的感觉冲动（除嗅觉外）传向大脑皮质的换元接替部位，称为感觉接替核。

第二类细胞群接受丘脑感觉接替核和其他皮质下中极来的纤维（但不直接接受感觉的投射纤维），经过换元，发出纤维投射到大脑皮质的某一特定区域。例如，丘脑前核接受下丘脑乳头体来的纤维，并发出纤维投射到大脑皮质的扣带回，参与内脏活动的调节；丘脑的腹外侧核主要接受小脑、苍白球和腹后核的纤维，并发出纤维投射到大脑皮质的运动区，参与皮质对肌肉运动的调节。

丘脑枕接受内侧膝状体与外侧膝状体的纤维，并发出纤维投射到大脑皮质的顶叶、枕叶和颞叶的中间联络区，参与各种感觉的联系功能。此外，丘脑还有许多细胞群，发出纤维向下丘脑、大脑皮质的前额叶和眶区或顶叶后联络区等区域投射。以上这些细胞群投射到大脑皮质的联络区，在功能上与各种感觉在丘脑和大脑皮质的联系协调有关，总称为联络核。

第三类细胞群是靠近中线的所谓内髓板以内的各种结构，主要是髓板内核群，包括中央中核、束旁核、中央外侧核等。一般认为这一类细胞群没有直接投射到大脑皮质的纤维，但也有人认为其中部分核团可向边缘叶、眶回投射。事实上，这些细胞群可以间接地通过多突触接替换元，然后弥散地投射到整个大脑皮质，起着维持大脑皮质兴奋状态的重要作用。一般认为，这些核群向大脑皮质作弥散性投射，是间接通过丘脑网状核等实现的，但具体投射途径还不完全清楚。

一般认为，快痛传导是由3个神经元接替完成的。第一级神经元位于脊髓神经节或有关的脑神经感觉神经节内；第二级神经元位于脊髓后角或脑干的有关神经核内；第三级神经元就在丘脑的感觉接替核内，通过丘脑的特异投射系统而后作用于大脑皮质的特定区域。

（2）脑干网状结构：自从对脑干网状结构的研究开展以来，逐步认识到感觉传导向大脑皮质投射还有另一条途径。那就是当上述经典传导通路的第二级神经元纤维通过脑干时，发出侧支与脑干网状结构内神经元发生突触联系，然后在网状结构内反复换元上行，抵达丘脑的第三类细胞群，进一步向大脑皮质作弥散性投射。所以，这一感觉投射途径就是通过丘脑的非特异投射系统而后作用于大脑皮质的。这一投射系统是不同感觉的共同上传途径，也就是说当不同感觉传入脑干部分由侧支进入网状结构后，就不再是专一特异性传导系统，而是由同一上行系统向上传导。

（3）大脑皮质：作为神经系统最高级的结构，它必然参与痛觉发生过程。近年的研究表明，大脑皮质在伤害性刺激的感知上同样起着相当重要的作用。迄今为止，在皮质水平的研究工作还远不足以说明痛觉生理机制，特别是在阐明痛知觉、动机和驱动等方面。

三、神经病理性疼痛的生理病理机制

疼痛作为一种与组织损伤或潜在损伤相关的不愉快的主观感觉和情感体验，可按神经生理学机制分为生理性疼痛（急性）和病理性疼痛（慢性），后者又可分为神经病理性疼痛和炎症性疼痛。这里主要论述神经病理性疼痛的相关内容。

（一）神经病理性疼痛的病理学机制

1. 周围神经机制（伤害性感受器、痛觉传入纤维等）

躯干和四肢的初级感觉神经元位于背根神经节（dorsal root ganglion，DRG）。初级感觉神经元的胞体发出单个轴突在神经节内延伸一段后分为外周突和中枢突两支。前者伸向外周组织，接受感觉信息；后者投射到脊髓背角，与背角神经元形成第一级突触。根据细胞直径的大小，一般将 DRG 神经元分为大、中、小三类，大直径细胞发出有髓鞘的 A_β 纤维，中等直径细胞发出细髓鞘的 A_δ 纤维，小直径细胞形成无髓鞘的 C 纤维。A_β 纤维主要为皮肤传入神经，兴奋的阈值很低，传递非伤害性的轻触觉和轻压觉，兴奋时潜伏期短，发放少。A_δ 和 C 纤维在支配肌肉和皮肤的神经中均有分布，传导痛觉和温度觉。A_δ 纤维和 C 纤维的发放频率与伤害性刺激强度相关。单一传入纤维的低频发放并不引起痛觉，只有同时激活许多 A_δ 和 C 纤维才能产生疼痛。

痛觉感受器（nociceptor）是游离的神经末梢。根据其对伤害性刺激的反应，将伤害性感受器分为三类。

（1）机械型伤害性感受器（mechanical nociceptor），对高阈值的机械刺激起反应，其传入纤维是有髓鞘的 A_δ 类纤维。

（2）温度型伤害性感受器（thermal nociceptor），对高温（>45℃）或低温（<5℃）刺激起反应，其传入纤维也是 A_δ 类纤维。

（3）多觉型伤害性感受器（polymodal nociceptor），对高阈值的机械刺激、温度刺激（冷和热）和化学刺激均发生反应，其传入纤维是无髓鞘的 C 类纤维。

2. 中枢神经系统机制（脊髓后角神经元敏化、A_β 纤维功能异常、C 纤维诱发电位的 LTP 等）

外周神经损伤后，在中枢神经系统内可发生解剖及神经化学改变，损伤愈合后这些改变也可长时间持续存在。这种中枢可塑性在慢性神经性痛的发展中起重要作用。

正如外周敏感一样，神经元敏感化也可继发于外周神经损伤发生在脊髓背角，特征表现为背角神经元自发活动增加。受损神经的自发性放电和持续性放电可以导致脊髓背角神经元形成一种过度敏感化状态，感受阈值降低，对传入神经冲动反应过强。相关研究发现，在大鼠受损的感觉神经可以产生自发性的放电；而且，这种神经损伤诱导的自发性放电还可以异位产生，如在受损伤部位与邻近的未受损神经相关联的 DRG 中。A_β 纤维在外周神经损伤后显示出最大限度的自发性异位放电。研究发现 L5 脊神经结扎后立即出现传入性放电的大量增加，并且确认这些自发性的放电活动是由有髓鞘的 A_β 传入神经经纤维产生，而 C 纤维极少或不发生反复性放电。神经损伤诱导的异常电活动在损伤后 1 周已逐渐减少，但神经病理性疼痛的特征性行为仍持续较长一段时间。也就是说，神经病理性疼痛发生阶段的机制并不能充分解释神经病理性疼痛是如何维持的。神经病理性疼痛的维持在于中枢敏化，即中枢神经系统发生可塑性改变。它是各种神经病理性疼痛的共同机制，主要包括以下几方面。

（1）脊髓背角神经元的敏化：目前认为，脊髓敏化的早期快速激活作用主要通过 N- 甲基 -D- 天冬氨酸（NMDA）受体介导，而后期长时程敏化主要由 NMDA 受体和神经激肽 -1（NK-1）受体共同参与。外周神经损伤引起兴奋性氨基酸在脊髓背角释放增多，激活脊髓 NMDA 受体，导致神经元的敏化；背角受到过多的伤害性刺激后会产生兴奋性中毒，可诱导对 γ- 氨基丁酸（GABA）受体的磷酸化及脊髓抑制性中间神经元的死亡，引起 GABA 受体介导的抑制性作用减弱或丧失，产生脊髓过度兴奋。此外，外周神经损伤可导致初级传入神经突触大量释放 P 物质（SP），通过激活使背角神经元敏化。联合使用 NK-1 受体拮抗剂、NMDA 受体拮抗剂可以协同抑制脊髓背角神经元敏化导致的持续性疼痛状态。因此 NMDA 和 NK-1 受体机制在神经病理性疼痛的形成和维持中均起重要作用。

（2）A_β 纤维功能异常和长芽：正常非损伤状态下，低阈值的粗的有髓鞘 A_β 传入神经纤维向脊髓腹侧走行，终止于脊髓背角Ⅲ~Ⅳ层，主要传导非伤害性刺激，通过中间抑制性神经元抑制伤害性信号传入。细的无髓鞘传入神经 C 纤维则直接穿透脊髓背角，通常终止部位不超过脊髓背角Ⅱ板层（即终止于背角浅层Ⅰ~Ⅱ层）。神经损伤后中间抑制性神经元功能减退，对伤害性信号的抑制功能减弱；其次，外周神经损伤后，背角粗的传入神经出现明显地经由背角Ⅲ板层至背角Ⅰ、Ⅱ板层的芽生，即 A_β 纤维进入到 C 纤维占据的区域，在背角神经元有新的回路接通，形成新的突触联系。这些芽生的粗传入神经纤维到达涉及传导高强度、伤害性信息的脊髓部位，并非仅仅编码低阈值信息，而是改变背角感觉信息的加工，原只被高阈值的 C 纤维传入激活的神经元也被低阈值的 A_β 纤维激活，导致非伤害性刺激在脊髓浅层放大为伤害性刺激，因此而出现痛觉超敏。

（3）脊髓背角伤害性神经元去抑制：脊髓背角存在由 GABA、甘氨酸和阿片肽等介导的抑制系统，抑制性中间神经元能抑制 C 纤维释放神经递质，起着抑制伤害性信息传递的作用，参与痛觉信息的调制。当抑制系统被阻断时，伤害性神经元的抑制被解除，表现为神经元兴奋性增加。外周神经损伤引起初级传入末梢和脊髓抑制性中间神经元的 GABA 和甘氨酸受体水平降低、GABA 和甘氨酸含量明显减少，从而减弱对伤害性神经元的突触前和突触后抑制，导致脊髓伤害性神经元兴奋性增高。此外，细胞内钙超载导致阿片肽神经元死亡，也是一个重要的影响因素。

（4）脊髓强啡肽的作用：近年来，大量研究证实，强啡肽（dynorphin）的产生与异常疼痛、痛觉超敏和痛觉过敏相伴随。强啡肽所致痛觉超敏是通过 NMDA 受体而非阿片受体产生的。研究发现，在海马和脊髓中存在由外源性强啡肽诱导的剂量依赖性的谷氨酸和天冬氨酸的释放增加。强啡肽诱导的痛觉超敏能被 NMDA 受体拮抗剂 MK801 阻断，而不能被纳洛酮所改变。研究证明，在 NMDA 受体上存在对强啡肽直接、高亲和力的抑制性结合位点。

（5）紧发条现象：1965 年，Mendel 和 Wall 以兴奋 C 纤维的强度（1 Hz）重复电刺激外周神经，在猫脊髓背角神经元细胞外记录到背角神经元发放随刺激次数的增加而逐渐增多，如同逐渐上紧的发条一样，因此而得名紧发条现象。这是背角神经元敏感性增强和突触传递效率短时程变化的反应。紧发条现象的产生机制尚不完全清楚，至少包含初级传入末梢释放谷氨酸（Glu）和 SP 的相互作用的机制。在生理条件下，非伤害性刺激激活 A 类纤维，引起谷氨酸在末梢释放，诱导背角神经元产生主要由非 NMDA 受体介导的兴奋性突触后电位（EPSP）。此外，PKC 激活可导致 NMDA 受体磷酸化，改变了受体的特性，致使 Mg^{2+} 对通道的阻滞减弱或解除，产生内向突触电流，从而产生紧发条现象。

（6）长时程增强：大量研究证实，突触传递的效能不是固定不变的。在突触前神经元兴奋，通过神经递质释放，引起突触后电位的变化，从而完成电信号的传递过程中，突触本身的功能和形态都可能发生改变。这种变化既可以是突触传递效能的增强，也可以是突触传递效能的减弱；既可以是短时程的（数秒到数分钟），也可以是长时程的（数小时到数周）。突触传递效能的各种变化统称为突触可塑性。

（7）外周及中枢 P38 MAPK 介导辣椒素引起的痛觉过敏：应激激活的分裂素激活蛋白酶（mitogen-activated protein kinase，MAPK）是引起疼痛的一个重要介质。表面使用辣椒素产生粗的 C 纤维介导的热痛觉过敏，经全身、局部外周或中枢鞘内预给予 P38 MAPK 抑制剂 SD-282 可抑制这种过敏。经腹腔注射 SD-282（10 ~ 60 mg/kg）可明显减少辣椒素引起的 C 纤维介导的热痛觉过敏，并呈剂量相关性；在后爪皮下注射 SD-282（0.1 ~ 5 mg/kg）也可明显减少辣椒素引起的热痛觉过敏，也呈剂量相关性；鞘内注射 SD-282（1 μg）也有抗痛觉过敏作用。认为 P38 MAPK 在痛觉过敏中既通过脊髓中枢也通过外周 C 纤维发挥重要作用。

3. 交感神经系统在疼痛中的作用

（1）周围神经完全损伤后，受损交感神经节后纤维与传入神经末梢耦联：周围神经切断或结扎后形成的神经瘤内含有传导痛觉的 $A_β$ 纤维、C 纤维和交感神经的节后纤维。周围神经完全损伤后受损交感神经节后纤维与传入神经末梢之间形成化学性耦联，存活的外周传入神经末梢产生肾上腺素敏感化，并且在传入神经纤维膜上出现功能性肾上腺素受体表达。电刺激再生进入神经瘤的交感神经或者血管内注射去甲肾上腺素，可以兴奋支配神经瘤的所有纤维。

（2）周围神经完全损伤后，交感神经纤维与 DRG 神经元胞体耦联：周围神经完全或部分损伤后，交感神经节后纤维芽生发出侧支，弥散分布在轴突受损的 DRG 神经元胞体周围，形成内含 SP、降钙素基因相关肽（CGRP）等兴奋性神经递质的篮状结构，产生交感 – 感觉的解剖耦联。交感神经兴奋可易化或直接兴奋感觉传入神经元，从而引起或加重疼痛。动脉注射去甲肾上腺素或肾上腺素可以模拟交感神经兴奋所诱导的背根节神经元的兴奋和抑制效应。α 肾上腺素受体阻断剂酚妥拉明能阻断这些作用，因此认为周围神经损伤后的交感 – 感觉耦联由 α 肾上腺素受体介导。

4. 心理因素在疼痛中的作用

心理因素在疼痛中占有重要的地位。心理过程可以在多方面影响疼痛的感觉。如注意力在集中和转移时疼痛有明显差异，激战中的战士、竞争中的运动员受伤当时其疼痛反应很低，专注或等待刺激物侵入躯体时则疼痛异常剧烈；情绪和意志对疼痛的影响也十分显著，如 Beecher 在第二次世界大战时观察到有50% ~ 70% 的重伤员不要求镇痛治疗，因为这些人认为自己是侥幸活下来的人，其情绪处于庆幸状态。在慢性疼痛中，心理生理表现尤为突出。有人观察到慢性负面情绪早晚会以慢性疼痛表现出来，甚至某些慢性疼痛患者，可能就是疑病性神经症或隐匿性忧郁症患者。

在慢性疼痛的诊断和治疗过程中，焦虑问题也并不少见。尽管焦虑的严重程度因人而异，但焦虑能够使人丧失正常的行为能力，干扰人与人之间的关系，损害患者理解并坚持治疗的能力。因此，在疼痛治疗时，尤其在治疗慢性疼痛的过程中，进行积极有效的心理分析和心理治疗对消除顽固性疼痛症状十分重要。

（二）疼痛调制的神经化学机制

作用于疼痛感受器并能引起疼痛的化学物质称为致痛因子。人体内的致痛因子有两大类：一类为受损伤组织细胞释放的内源性致痛因子，另一类为从体外进入体内引起疼痛反应的外源性致痛因子。其中内源性致痛因子主要包括缓激肽（BK）、前列腺素（PG）、5-羟色胺（5-HT）、P 物质（SP）在内的物质等共六大类。

（1）缓激肽（BK）：BK 是由损伤部位的酶降解血浆蛋白形成的九肽，是体内最强的内源性致痛物质。BK 受体有两个亚型 B_1 和 B_2 受体，均属磷酸酯连接的 G 蛋白耦联受体。① B_2 受体在初级 DRG 伤害性感受神经元表达，激活依赖于 G 蛋白。BK 激活 B_2 受体通过两个途径使胞内钙升高，即开放电压敏感钙通道（VSCCS）使外钙流入和激活 IP3 刺激钙库释放钙。钙浓度的增加刺激氧化亚氮（NO）合成，进而升高胞内环鸟苷酸（cGMP）。cGMP 是 B_2 受体激活后的胞内一系列活动的下游事件，经 NO 介导参与 BK 引起的 B_2 受体脱敏，抑制 G 蛋白和 PLC 的活动。② B_1 受体：除了在有些血管外，在其他正常的组织未发现 B_1 受体的表达，但在炎症组织中有 B_1 受体的表达。在动物实验中，选择性高亲和力的 BK_2 受体拮抗剂 Bradyzide 能阻断炎性痛敏，而 BK_1 受体激动剂仅在炎性状态产生疼痛。因此，BK_2 受体介导着缓激肽的致痛作用；BK_1 受体在炎症组织中表达增加，参与痛敏形成。

（2）前列腺素（PGs）：在损伤部位由环氧合酶 1（COX-1）及其同工酶 COX-2 酶促合成，随炎症发展而增加。PGs 有 5 种：PGD_2、PGE_2、PGF_2、PGI_2 和血栓素 A_2，其受体分别为 DP、EP、FP、IP 和 TP，均系 G 蛋白耦联受体。生理学和药理学资料表明，在伤害性感受器神经元上至少存在 EP 和 IP 两种 PG 受体。PGs 主要作用是增强伤害性感受器对伤害性刺激的反应，使伤害性感受器敏感，产生痛觉过敏。PGE_2 在这类化合物中致痛作用最强。阿司匹林和其他的 NSAID 药物的镇痛作用就是抑制了环氧合酶使前列腺素合成减少所致。

（3）组胺（HA）：是人体组织内的一种血管活性胺，由损伤部位的肥大细胞合成和释放。皮内注射易引起痛、痒反应。HA 通过由初级感觉神经元的轴突分支产生的"轴突反射"，触发神经源性炎症，引起血管扩张、毛细血管通透性增加。HA 增加感觉神经元的钙离子通透性。HA 受体有 H_1 和 H_2 两个亚型，大多数实验表明，HA 的作用主要由 H_1 介导。H_1 受体拮抗剂可阻断 HA 诱导的去极化和胞内钙的增高，H_2 受体拮抗剂对这种反应无阻断作用。

（4）5- 羟色胺（5-HT）：组织损伤引起血小板和肥大细胞释放 5-HT，它可直接开放 DRG 初级感觉神经元的离子通道，并可激活腺苷酸环化酶（AC）连接的 G 蛋白耦联的 5-HT 受体。5-HT 激活不同受体亚型，诱发不同的胞内机制。$5-HT_1$ 受体的激活对 AC 呈负调节，减少胞内环腺苷酸（cAMP）的水平。$5-HT_2$ 和 $5-HT_3$ 受体的激活使 PLC 产生 DAG 和 IP_3，引起辣椒素敏感的 DRG 细胞去极化。$5-HT_1$ 受体激活，使迷走神经去极化；人为增加 DRG 神经元的 cAMP 可明显抑制 K^+ 通道，提示 $5-HT_4$ 受体激活会引起 K^+ 通道关闭。

（5）ATP：ATP 广泛存在于体内代谢旺盛的组织内，一直被视为体内的一种储能和供能物质。腺苷及其相关的磷酸衍生物（AMP、ADP、ATP）与人类疼痛有关。嘌呤受体分为两类：与腺苷起反应的为 P_1 受体，与 ATP 起反应的为 P_2 受体。后又根据组织反应的类型和激动剂作用效力顺序，将 P_2 受体分为 P_2X 和 P_2Y 两类亚型。P_2X_3 受体只在 DRG 感觉神经元表达。ATP 在炎症部位的含量增高，体外和在体实验均证明 ATP 激活伤害性感受器。ATP 受体除了化学敏感性外还可能作为一种重要的机械换能感受器，P_2X_3 可能介导伤害性机械刺激，P_2Y_1 介导非伤害性刺激。

（6）H^+、K^+：在缺血和炎症等病理条件下，细胞外 pH 下降，引起伤害性感受器神经元产生长时程去极化，促使痛觉过敏产生。低 pH 的酸性致痛是由于激活了 DRG 神经元介导辣椒素作用的 H^+ 门控的阳离子通道（酸敏离子通道），酸性环境可以降低通道激活的阈值。皮肤泡内 pH < 6.2 便可产生疼痛。K^+ 是无机盐中最主要的致痛物质，皮肤泡内 K^+ 浓度 10 mmol/L 以上时即可引起疼痛。

（7）P 物质（SP）：主要分布在中枢神经系统内，尤以脊髓后角含量最多。DRG 中有 20% 左右的初级感觉神经元呈 SP 免疫阳性，并且主要为小神经元及中等大小神经元。SP 是参与伤害性初级传入信息向脊髓背角神经元传递的主要神经递质之一。大量含 SP 的 C 类传入神经元在生理条件下不被激活，属于"静息伤害性感受器"。

（8）谷氨酸（GLU）：是中枢神经系统最广泛存在的一种兴奋性氨基酸递质。在外周致炎的大鼠上，脊髓鞘内注射 GLU 或 NMDA，引起剂量依赖的痛觉过敏，这种痛觉过敏可被 NMDA 受体拮抗剂阻断。在大鼠脊髓鞘内注射 NMDA，不仅可诱发疼痛行为反应，而且可引起脊髓背角神经元 SP 受体的大量内吞，导致树突形状结构的可塑性变化。

（9）氧化亚氮（NO）：是一种不稳定的小气体分子，是细胞内一个重要的第二信使。NMDA 受体激活后刺激钙和钙调蛋白共同作用于 NO 合成酶（NOS），使 L- 精氨酸分解产生 NO。NO 弥散到胞外，作为突触末梢的逆行信使，激活鸟苷酸环化酶（GC），增加环化鸟苷酸含量。大量研究表明，伤害性刺激引起脊髓背角神经元释放 NO，作用于脊髓初级传入末梢，参与脊髓伤害性信息的传递。炎症时 NO 从周围组织的内皮细胞、巨噬细胞和白细胞中释放，构成炎症环境的组成部分。外周局部施用 NOS 拮抗剂可消除炎症引起的局部水肿，并明显减轻疼痛。

（10）去甲肾上腺素（NA）：NA 由外周交感神经节后纤维末梢释放。外周神经中约 20% 无髓鞘纤维属于交感传出神经。交感神经系统与痛觉传递有密切的关系。临床上阻断某些患者的交感神经可减轻慢性疼痛及痛觉过敏。在灼痛患者局部注射 NA 或刺激交感神经可引起剧烈疼痛。正常条件下伤害性感受器对 NA 不反应，但组织损伤后伤害性感受器对 NA 敏感性增加，并可被 α_2 受体阻断剂减弱；形态学实验发现 DRG 神经元上有 α_2 受体 mRNA 表达，证实 NA 可直接作用于伤害性感受器。

（11）细胞因子：相关神经细胞生理学的研究表明，细胞因子在炎症形成过程中发挥重要作用。促进炎性细胞的渗出和趋化，激活炎性细胞及引起发热反应，参与炎症损伤。与痛觉感受有关的主要细胞因子是 NGF、IL-1、IL-6、IL-8 及 TNF-α，皮内注射这些因子产生机械性或热性痛敏。在动物炎性模型中，TNF-α 抗体能减少痛敏的发生。最新的抗 TNF 疗法能明显减轻类风湿关节炎的疼痛程度。IL-1 拮抗剂可有效抑制强啡肽诱发的痛敏。小鼠敲除 IL-6 基因可减轻炎性刺激或慢性神经受压导致的机械性或热性痛敏的发生。

（12）神经营养因子（NGF）：NGF 是一个典型的靶诱导因子，不仅对初级感觉 Aδ 神经元早期发育中的存活、分化和轴突表型的调节起重要作用，而且参与调节成年动物背根节的递质、调质和通道基因的表达和细胞蛋白的编码。此因子的 mRNA 和 / 或蛋白质广泛存在于各类细胞中，如纤维母细胞、角质细胞、Schwann 细胞及免疫细胞。大量证据表明，NGF 及其受体 TrkA 参与伤害性感受器的发育。近年研究发现，NGF 是联系炎症和痛觉过敏的主要纽带。注射 NGF 使动物对伤害性刺激的敏感性增加，5-HT 拮抗剂可阻断 NGF 引起的短潜伏期热刺激痛觉过敏；NGF 注射后 7 小时产生的持续性机械痛觉过敏可被 NMDA 受体拮抗剂阻断，提示为中枢机制。给予 NGF 抗体能明显降低动物对疼痛和炎症刺激的反应。

第二节　急性带状疱疹疼痛的病理学机制

急性带状疱疹发病原因、临床特点、病理过程及治疗方案

原发性水痘感染后，水痘－带状疱疹病毒（VZV）能在整个神经系统的感觉神经节中潜伏。当机体内环境发生变化后，带状疱疹病毒被重新激活，可以从单一的背根神经节或脑神经节扩展到相应的皮区和相应节段的神经组织中。带状疱疹是神经系统相关疾病中发病率最高的疾病，不仅容易复发，而且随着年龄的增长发病率也显著增加。带状疱疹的患病率从 50 ~ 60 岁开始增加，并且在 80 岁以上的人群中也显著增加。

一般来说，急性带状疱疹的临床过程为 2 ~ 4 周。在急性带状疱疹期，病理变化集中表现在受累神经节段和所支配的皮肤。由于 VZV 在脊神经后根和脊髓后角内或脑神经节内大量增殖，在显微镜下可见到显著的炎性反应，包括水肿、炎细胞浸润、出血、灶性坏死。同时受累的还有邻近组织，如软脊膜、硬脊膜和外周神经等也发生炎性细胞浸润、脱髓鞘和纤维化等炎性反应。上述的病理改变可以从受累的神经节沿感觉神经一直扩展到神经末梢和皮肤，同时受 VZV 感染的真皮质经染色后发现神经末梢网显著减少，现存神经纤维轴突内可见 VZV 颗粒以及神经纤维结构的破坏。偶尔可见到全身性带状疱疹病例，此时可在全身不同器官细胞核内发现病毒包涵体，在血管内皮细胞核内也有病毒包涵体，病情严重者可威胁患者的生命安全。在急性期后部分上述病理过程可能持续存在。

带状疱疹诱发的急性疼痛被描述为灼热痛、深部疼痛、刺痛及瘙痒感，部分患者可能会出现重度疼痛，尤其是那些三叉神经受累的患者。严重的带状疱疹急性疼痛会影响患者日常活动能力，需要给予相应的治疗措施，其主要目标是缓解急性疼痛和防止带状疱疹后神经痛的发生。带状疱疹患者抗病毒治疗包括阿昔洛韦、泛昔洛韦、伐昔洛韦、溴夫定（仅在某些欧洲国家可以使用），可以抑制病毒复制，缩短病毒排出的持续时间，促进疱疹愈合，减轻急性疼痛程度和缩短持续时间。因此，基于减轻急性疼痛和缩短疼痛持续时间，抗病毒治疗被推荐作为50 岁以上带状疱疹患者的首选治疗方法。

第三节　带状疱疹后神经痛的病理学机制

近年来，Watson 和 Loeser（2001）提出，将急性带状疱疹临床治愈后持续疼痛超过 1 个月者定义为带状疱疹后神经痛（postherpetic neuraleia，PHN）。从国内外疼痛医学临床角度出发，急性带状疱疹后神经痛无疑是困扰中老年人群的顽固痛症之一，是公认的顶级难治性疼痛性疾病。其疼痛持续时间短则 1～2 年，如无有效的控制疼痛的方法，一般病史可以长达 3 年以上，个别患者病程最长者甚至超过 10 年。患者长期遭受剧烈疼痛的折磨，情绪低落，生存和生活质量严重降低。由于患者四处求医，医疗费用大幅度增加，患者家庭也受到困扰。因此，有效地控制这类顽固性疼痛将是一项长期而艰巨的临床医疗任务。

有关带状疱疹后神经痛的病理改变和发生机制目前尚未明确。有资料表明，急性带状疱疹后神经痛患者受感染的一侧背角萎缩，感觉神经节发生病变，急性带状疱疹患者则无这类变化。罗博特姆（Rowbotham，1999）及其同事认为，急性带状疱疹后神经痛患者的神经系统受到 VZV 广泛而严重的损害，不仅有后根神经节的脱水、沃勒变性、明显的囊性变、神经节细胞数量显著减少、外周神经尤其是有髓鞘的粗神经纤维轴突减少及胶原化，而且后根神经节内也可以发现慢性炎性细胞浸润现象。此外，许多资料还认为，急性带状疱疹后神经痛的疼痛除了因为外周神经纤维数量和比例的改变外，还涉及中枢性机制（异常整合和中枢敏感化以及下行抑制机制的改变等）。

近年来针对慢性神经病源性疼痛机制研究不断深入，并推测出了一系列关于外周神经损伤后涉及产生慢性疼痛的外周和中枢性机制。

1. 微循环舒缩功能紊乱

正常的微循环血管床的舒缩神经支配失调，而使其正常的舒缩功能紊乱，导致皮肤和皮下的血流量发生异常改变。

2. 毛细血管功能紊乱

由于毛细血管前、后括约肌的收缩紊乱而致毛细血管床滤过压升高；或者由于初级传入纤维释放来自局部细胞的血管活性物质以及其他未知的过程导致血管通透性升高等因素的影响或共同作用，进而逐渐形成组织水肿。

3. 免疫系统作用

在初级传入神经元和去甲肾上腺素能纤维微环境中的局部免疫系统（如免疫原成分、巨噬细胞、T 和 B 淋巴细胞、中性粒细胞和肥大细胞等）受刺激而被激活。

由于炎症反应和持续的伤害性冲动所产生的神经免疫学相互作用以及一系列生物活性物质（包括组胺、前列腺素类、白三烯类、干扰素类、肿瘤坏死因子和神经生长因子等）的参与作用。

T淋巴细胞参与体内细胞免疫过程，介导免疫应答反应，因此，多种疾病的发生发展均可导致T淋巴细胞总数或者各T细胞亚群发生异常变化。VZV感染以及再次被激活，可导致T细胞亚群发生异常改变。VZV病毒感染宿主后，Th1/Th2的平衡被打破，损伤了各细胞因子之间的稳态，诱导带状疱疹后神经痛（PHN）的发生。同时外周神经的损伤可引起血脑屏障的破坏，从而外周血中的T淋巴细胞便可以进入中枢神经系统。T淋巴细胞进入中枢神经系统后，在MHC-2分子与协同刺激分子的共同参与下，与小胶质细胞相互作用，从而使得PHN持续发生。罹患PHN的人群，其外周血中CD3$^+$T、CD4$^+$T淋巴细胞数量及CD4$^+$/CD8$^+$比值均降低，CD8$^+$T淋巴细胞数量增加。因此，CD8$^+$T淋巴细胞数增加，CD3$^+$T、CD4$^+$T淋巴细胞数减少，导致免疫功能抑制，与后期PHN的发生有着密不可分的关系。

4. 外周神经敏化

既往研究发现，周围神经纤维和末梢出现炎症和变性是患者出现PHN相关症状的重要原因。在PHN发作的急性期，外周神经纤维和末梢受到了不可逆性的损伤，后期尽管外表皮疹修复愈合，但内部神经损伤仍继续发展，一些神经纤维出现了炎性内膜增生、节段性脱髓鞘以及退变，进一步出现离子通道功能紊乱，神经元去极化，伴随持续的异常放电；同时受损的神经纤维绝缘性下降。这些神经元的异常兴奋会扩散到另一个神经元，形成一个冲动发放环路，最终导致PHN。

5. 中枢功能异常

首先，由于中枢部分的异常功能改变而引起交感神经元在所支配的器官系统产生异常的冲动发放和反射形成。外周痛觉信号传入中枢一般会通过外周神经纤维—DRG—脊髓—丘脑—高位初级躯体感觉皮质的通路进行传递，最终形成痛觉。在这一过程中，脊髓和大脑的相关核团的痛觉调控机制起到了重要作用。相关学者通过功能磁共振对脑区体积结构的改变进行分析后发现，PHN的自发性疼痛与丘脑、岛叶、前扣带回皮质、杏仁核等感觉情绪脑区功能活动相关。有研究发现，PHN患者右侧前额叶外侧皮质血流动力学明显降低，影响了其自上而下的疼痛调节功能，这可能与PHN发病密切相关。

其次，脊髓及以上水平神经结构和功能发生改变，比如抑制性神经元功能下降、支持细胞坏死、电压门控钙离子通道及钠离子通道表达上调等，亦可诱发相关神经元自发性放电活动增多、突触传递增强、兴奋性异常升高、感受域扩大、对外界刺激阈值降低等，均可导致 PHN 的出现。此外，一些神经递质，如 GABA 水平下调和 NMDA 受体功能上调可导致中枢神经处于持续活跃的状态，使得 PHN 患者对疼痛更加敏感。

既往对于 PHN 的相关研究大都集中在周围神经纤维，但随着研究的不断推进后发现，尽管有很多患者出现神经纤维变性和炎性改变，但是并未伴随 PHN 相关的症状体征，反之亦然。因此针对中枢系统的研究尤为重要。研究发现，中枢神经系统的突触可塑性改变和中枢敏化与神经病理性疼痛密切相关。电生理检测发现，通过对外周进行持续刺激，可以发现脊髓背角的神经突触可塑性的改变及自发放电增加：一方面，突触前神经递质的释放增多，突触后神经元反应性增强；另一方面，突触蛋白 1/2 表达上调，促进神经递质释放，最终导致动作电位频率的增大和疼痛信号的增强；脊髓背角会出现明显 LTP 及自发放电，即中枢敏化作用。

（刘文博 王彦青）

参考文献

［1］Campbell JN, LaMotte RH. Latency to detection of first pain[J]. Brain Res, 1983, 266(2): 203-208.

［2］Melzack R, Wall PD. Pain mechanisms: a new theory[J]. Science, 1965, 150(3699): 971-979.

［3］刘勤. 泛昔洛韦治疗带状疱疹临床效果及对患者T细胞亚群、细胞因子和疼痛物质P的影响[J]. 临床和实验医学杂志, 2016, 15(21): 2126-2129.

［4］Cao L, DeLeo JA. CNS-infiltrating CD4$^+$ T lymphocytes contribute to murine spinal nerve transection-induced neuropathic pain[J]. Eur J Immunol, 2008, 38(2): 448-458.

［5］薛萍, 尤敏. T淋巴细胞亚群测定与带状疱疹后神经痛关系及指导干预的临床研究[J]. 中国社区医师, 2016, 32(17): 142-143.

［6］Asanuma H, Sharp M, Maecker HT, et al. Frequencies of memory T cells specific for varicella-zoster virus, herpes simplex virus, and cytomegalovirus by intracellular detection of cytokine expression[J]. J Infect Dis, 2000, 181(3): 859-866.

［7］Levin MJ, Smith JG, Kaufhold RM. Decline in varicella-zoster virus (VZV)-specific cell-mediated immunity with increasing age and boosting with a high-dose VZV vaccine[J]. J Infect Dis, 2003, 188(9): 1336-1344.

［8］Bowsher D. Pathophysiology of postherpetic neuralgia: towards a rational treatment[J]. Neurology, 1995, 45(12 Suppl 8): S56-S57.

［9］Reichelt M, Zerboni L, Arvin AM. Mechanisms of varicella-zoster virus neuropathogenesis in human dorsal root ganglia[J]. J Virol, 2008, 82(8): 3971-3983.

［10］Truini A, Galeotti F, Haanpaa M, et al. Pathophysiology of pain in postherpetic neuralgia: a clinical and neurophysiological study[J]. Pain, 2008, 140(3): 405-410.

［11］周世荣. 带状疱疹后神经痛的发病机制及治疗进展[J]. 皮肤病与性病, 2011, 33(4): 204-206.

［12］Esmann V, Geil JP, Kroon S, et al. Prednisolone does not prevent post-herpetic neuralgia[J]. Lancet, 1987, 2(8551): 126-129.

［13］Xue W, Li T, Zhang S, et al. Baculovirus Display of Varicella-Zoster Virus Glycoprotein E Induces Robust Humoral and Cellular Immune Responses in Mice[J]. Viruses, 2022, 14(8): 1785.

［14］牛思萌, 赵英. 带状疱疹后神经痛的发生机制及非药物治疗进展[J]. 中国老年保健医学, 2010, 8(1): 30-32.

［15］Dalziel RG, Bingham S, Sutton D, et al. Allodynia in rats infected with varicella zoster virus-a small animal model for post-herpetic neuralgia[J]. Brain Res, 2004, 46(2): 234-242.

［16］Zhuo M. Neuronal mechanism for neuropathic pain[J]. Mol Pain, 2007, 3: 14.

［17］Zhuo M. Cortical excitation and chronic pain[J]. Trends Neurosci, 2008, 31(4): 199-207.

［18］Basbaum AI, Bautista DM, Scherrer G, et al. Cellular and molecular mechanisms of pain[J]. Cell, 2009, 139(2): 267-284.

［19］Cruccu G, Anand P, Attal N, et al. EFNS guidelines on neuropathic pain assessment[J]. Eur J Neurol, 2004, 11(3): 153-162.

［20］Patarica-Huber E, Boskov N, Pjevic M. Multimodal approach to therapy-related neuropathic pain in breast cancer[J]. J buon, 2011, 16(1): 40-45.

［21］Woolf CJ, Salter MW. Neuronal plasticity: increasing the gain in pain[J]. Science, 2000, 288(5472): 1765-1769.

［22］Zimmermann M. Pathobiology of neuropathic pain[J]. Eur J Pharmacol, 2001, 429(1-3): 23-37.

［23］Cesca F, Baldelli P, Valtorta F, et al. The synapsins: key actors of synapse function and plasticity[J]. Prog Neurobiol, 2010, 91(4): 313-348.

［24］Jensen TS, Baron R. Translation of symptoms and signs into mechanisms in neuropathic pain[J]. Pain, 2003, 102(1-2): 1-8.

［25］Latremoliere A, Woolf CJ. Central sensitization: a generator of pain hypersensitivity by central neural plasticity[J]. J Pain, 2009, 10(9): 895-926.

［26］韩济生. 疼痛学[M]. 北京: 北京大学医学出版社, 2012.

［27］胡理. 疼痛认知神经科学[M]. 北京: 科学技术出版社, 2020

［28］于生元. 疼痛医学精要 [M]. 上海: 上海科学技术出版社, 2022.

［29］高崇荣, 王家双. 神经性疼痛诊疗学[M]. 郑州: 郑州大学出版社, 2006.

第三章

带状疱疹神经痛的中医认识

第一节　急性带状疱疹的中医认识

带状疱疹是一种由水痘－带状疱疹病毒引起，表现为沿单侧周围神经分布的红斑、水疱，并常伴明显神经痛为特征的病毒性疾病。中医学根据本病部位及形态等特点，将其称为"蛇串疮""缠腰火丹"或"火带疮"等，古病名繁多，清代被统一为"蛇串疮"，并沿用至今。

一、中医病因病机

对蛇串疮的病因病机，古代医家有着不同的认识，现总结归纳为以下几点。

（一）正邪交争，搏于血气

巢元方《诸病源候论》首次提出蛇串疮的病因病机，认为正气不足是发病的关键。"此亦风湿搏血气所生"就是对本病病因病机的阐释，认为本病的发生与风湿毒邪、血气有关，机体正气不足，卫外功能薄弱，导致风、湿二邪内侵机体，正气与邪气交争于体内，以致血气壅滞搏结，故而发于肌表。

（二）肝心二经，风火妄动

陈实功《外科正宗》云："火丹者，心火妄动……干者色红，形如云片，上起风粟，作痒发热，此属心、肝二经之火。"鲍相璈《验方新编》记载："干者，色红形如云片上起风粟，作痒发热，此心肝二经风火。"其理论依据源自《内经》"诸痛痒疮，皆属于心"。两者均认为本病症因为情志不畅，肝失疏泄，以致气机壅滞，郁而化火，久则伤风动血，上扰心血，破血妄行或肝火妄动，筋脉失于濡养，阻于经络而起，将肝心二经风火定为干型。

（三）脾肺二经，湿热蕴结

陈实功《外科正宗》云："火丹者……湿者色多黄白，大小不等，流水作烂，又且多疼，此属脾、肺二经湿热。"吴谦《医宗金鉴》记载："缠腰火丹……湿者色黄白，水疱大小不等，作烂流水，较干者多疼，此属脾肺二经湿热。"验证了《内经》"诸湿肿满，皆属于脾"这一论点。两者将其病因归于脾失健运，水液不能由脾气上输。于本病急性期致病因素一为感受湿热毒邪，二为正气虚弱，毒邪和正气虚弱相互为因，患者感受湿毒，邪毒稽留体内，易阻气机，与气血搏结而化热，阻于经络，滞于脏腑，湿困脾土，脾失健运。湿热甚则熏蒸肝胆，肝郁化火，致使毒邪化火与肝火、湿热相互搏结，以致血瘀气滞，气血不通，故疼痛不休。

（四）风热之毒，蕴于肌肤

窦汉卿《疮疡经验全书》记载："火腰带毒，受在心肝二经，热毒伤心流于膀胱不行，壅在皮肤，此是风毒也"，认为蛇串疮发病源于心肝二经感受风热之毒，风邪善行而数变，心火旺盛，湿热风火之毒不能下注于膀胱，故而蕴结于肌表。

（五）心肾不交，肝火内炽

王肯堂《证治准绳》云："缠腰生疮……由心肾不交，肝火内炽，流入膀胱，缠于带脉，如故束带。"祁坤《外科大成》："缠腰火丹……由心肾不交，肝火内炽，流入膀胱而缠带脉也。"两者将其病因归于机体被火毒邪气侵袭，以致水火不济，肝火内炽，下注膀胱，发于腰间带脉。病位在心、肝、肾、膀胱。

赵炳南先生针对病因病机中的（二）和（三），将带状疱疹按皮损分为两种：肝心二经为基底鲜红（多伴口苦，咽干，脉弦）；脾肺二经为基底淡红（多伴纳呆，腹胀，脉缓）。两者均属湿热，区别在于前者热重于湿，后者湿重于热，恰符合"红黄之异"。根据以上分析，赵老又将带状疱疹分为两型：热盛者属于"肝胆湿热型"治宜清肝胆湿热；湿盛者为"脾肺湿气型"，治宜健脾除湿清肺。

二、其他医家对带状疱疹的认识

现代医家在古人的基础上，对带状疱疹的病因病机提出了一些新认识。

（一）伏气温病学说

国医大师刘祖贻认为带状疱疹属于伏气温病范畴，多由肾虚感受寒邪或寒邪夹他邪，伏于少阴，久伏化温，蕴结不解，化为火（热）毒，灼伤肌肤所致，其病机特点为正虚邪伏，提倡辨病与辨证相结合、分期辨治，以卫气营血辨证为主，治以透邪为主，治法关键在于透热解毒。

《素问·阴阳应象大论篇》载："冬伤于寒，春必温病；春伤于风，夏生飧泄；夏伤于暑，秋必痎疟；秋伤于湿，冬生咳嗽。"阐述了四时所感六淫之邪可伏藏于体内且过时而发的现象，并称伏藏于体内的病邪为"伏邪"，亦称之为"伏气"，为后世"伏气温病"学说奠定了基础。清代刘吉人详细描述了伏邪概念，其《伏邪新书》提出："感六淫而不即病，过后方发者，总谓之曰伏邪。已发者而治不得法，病情隐伏，亦谓之曰伏邪。有初感治不得法，正气内伤，邪气内陷，暂时假愈，后仍作者，亦谓之曰伏邪。有已治愈，而未能除尽病根，遗邪内伏，后又复发，亦谓之曰伏邪。"近现代中医学家将伏邪的内涵进一步外延，即不仅指外感六淫、戾气、七情内伤及多种病理产物，如痰、热、湿、瘀等，而且包括现代医学的病毒、细菌、寄生虫及肿瘤等。

疱疹病毒经上呼吸道或睑结膜侵入人体引起全身感染，初次感染在幼儿表现为水痘，在成人可为隐性感染。当机体免疫功能低下时，潜伏的疱疹病毒再次活化，病毒大量复制并沿感觉神经纤维向所支配的皮节扩散，从而发生带状疱疹。

基于上述认识，国医大师刘祖贻提出水痘病毒作为带状疱疹发病之伏邪，其初次感染于幼儿表现为水痘，急性起病，以发热、皮肤和黏膜成片出现周身性红色斑丘疹、疱疹、痂疹为主要特征，属温病学范畴；其初次感染于成人多为隐性感染，当机体免疫功能低下时，可发生带状疱疹，符合"伏而后发"的发病特点。

（二）表里同病

以往的医家认为带状疱疹多由湿、热、瘀所致，北京中医药大学张广中教授认为带状疱疹属表里同病，外感寒邪是带状疱疹发病的重要诱因，表里之气机不通与水湿凝聚是发病关键。其临床上多见感寒后发生带状疱疹者，本病春秋季多发，气温波动大，易感寒邪，寒湿之邪郁于肌表，玄府郁闭，阳郁于内，郁而化热。现代人贪凉饮冷、工作节奏快、生活压力大、熬夜等均导致阳气耗损，阳虚无力温煦、运化，水液输布失常，痰饮水湿内停，以致机体整体偏寒湿，表现出腹胀满、大便黏腻等症。嗜食肥甘厚味或情志失调，肝郁化火，均易助湿生热，但热象仅表现在局部，而非全身，整体偏寒，局部偏热，寒热错杂，似阴阳格拒，上下内外均不得通达。此外，带状疱疹常单侧发病，《素问·阴阳应象大论篇》云"左右者，阴阳之道路也""百病生于气"，气机不畅则阴阳失衡，变证由生，若影响津液代谢，水湿发于肌肤则为红斑水疱，气血壅滞不通则为疼痛。水湿一证，在内表现为局部郁热，在外表现为寒湿。气机运动与水液代谢相辅相成，在本病发生发展过程中占据重要地位。

对于带状疱疹患者而言，判断患者有无表证，不需明确的外感病史。有皮疹、感觉异常、汗出异常等症中任意一条均可使用"通达表里法"。在疾病初期着重治表，多根据患者平素性情急躁与否、大便干结与否判断寒热偏盛偏衰，热盛者用麻黄连翘赤小豆汤、大青龙汤等偏寒之品，寒盛者用桂枝加葛根汤等偏温之品。本病中期多寒热错杂，在里整体为寒湿，局部有郁热。局部郁热多为中焦蕴热，如脾胃蕴热及肝胆蕴热，内部寒热错杂，不得交通。因此，治疗应寒热兼顾，使用发汗结合利小便之法，通利表里之寒湿，同时清解局部蕴热，用五苓散加减。脾胃蕴热者可加石膏、玄明粉、芒硝等，肝胆蕴热者可加柴胡、郁金等，另加枳壳、枳实等理气之品使内外气机畅达。故本病后期多从肝、脾论治，以疏肝解郁、温阳化气为主要治法，调动全身气机，使气化、水行。予柴胡剂，如小柴胡汤、柴胡桂枝干姜汤、柴桂温胆定志汤等和解表里，理气疏肝，达到善后的目的。对于带状疱疹疼痛严重者，笔者常合用牵正散或六神丸加强镇痛之功。

（薛纯纯）

第二节　带状疱疹后神经痛的中医认识

带状疱疹后神经痛（postherpetic neuralgia，PHN）也叫蛇丹痛，为带状疱疹皮疹愈合后持续 1 个月及以上的疼痛，可表现为阵发性或持续性火烧样、针刺样、闪电样及刀割样疼痛、麻木等多种形式，严重影响患者的社会功能及生活质量。古籍中并无PHN的命名，多为症状及方药的相关描述。如清朝祁坤撰写的《外科大成·诸疮痛痒》中提出："桑皮饮治皮肤痛不可以手按者""槐花散治皮肤痛，虽苍蝇飞上即痛者"。文中所述的"皮肤痛不可以手按者"和"虽苍蝇飞上即痛者"，与 PHN 特有的疼痛形式——触诱发性疼痛非常一致。书文所述有症有方，但并未定名。直到 2006 年，河南中医学院的牛德兴教授撰文《"蛇丹痛"说》，文中提出带状疱疹一病，根据中医历代医书记载，称"蛇丹"。患蛇丹病在水疱结痂后疼痛持续超过 1 个月者应定义为蛇丹痛。该中医命名 PHN 更确切些，但至今未被推广应用。

一、PHN属于络病范畴

另外，后世医家根据 PHN 的发病特点及临床表现，认为归属于络病范畴更确切些。络的定义始于黄帝内经，《灵枢·脉度》："经脉为里，支而横者为络，络之别者为孙。"也就说络脉由经脉分支横出，逐级分层形成不计其数细支，名为孙络。清代《医门法律·络病论》："十二经生十二络，十二络生一百八十系络，系络生一百八十缠络，缠络生三万四千孙络。自内而生出者，愈多则愈少，亦以络脉缠绊之也。"说明不同级别的络脉纵横交错，从大到小，逐级细分形成三维立体网络。随后通过医家不断的完善及发展，由中国工程院吴以岭院士提出了"络病学说"，形成了一门独立的学科，此学说表示络病并非一个独立的病种，而是一种广泛存在于多种内伤疑难杂症和外感重症中的病机状态，是疾病发展过程中不同致病因素伤及络脉所致的络脉功能及其结构损伤的自身病变。

（一）PHN 发病部位与络病相符

PHN 主要是由于前期脑神经或者脊神经感染水痘 – 带状疱疹病毒，病毒活化复制产生相应神经支配区的神经损伤，随着病程的发展皮疹虽然逐渐消退，但是病毒对神经产生的损伤并未完全修复。《难经·二十八难》中记载："其脊中生髓，上至于脑，下至尾骶，其两旁附肋骨，每节两向皆有细络一道，内连腹中，与心肺系，五脏通。"书中所述的细络意指从脑髓发出的脑神经及脊髓发出的脊神经，大脑和脊髓中枢发出各级神经形成遍布全身的网络神经系统，联络全身肌肤官窍，与呈网状分布的络脉系统相吻合。也就是说从解剖学的角度，PHN 的疾病发生部位与络相符合。一致的是，现代大多数医家认为 PHN 归于"络病"范畴更确切。

（二）PHN 病程与络病病程相似

PHN病程较长，短则几个月，长者 1 ~ 2 年甚至十几年，病势缠绵，迁延难愈。《素问·百病始生》曰："是故虚邪之中人也，始于皮肤，皮肤缓则腠理开，开则邪从毛发入……留而不去，则传舍于络脉，在络之时，痛于肌肉……稽留而不去，息而成积，或者孙脉，或者络脉。"络脉是疾病的转变途径，由经到络、由气至血、由浅至深的发展过程，疾病发展到络脉需要一定的时间和过程。另外叶天士提出"经年宿病，病必在络"，强调络病病程"久"的特点。就病程而言，PHN 符合络病病程持久（"久病入络"）的理论。

（三）PHN 临床表现与络病病机相似

PHN 疼痛形式多样，可表现为触诱发性疼痛（如皮肤摩擦痛），自发性疼痛，火烧样、针刺样疼痛，皮肤烧灼感及麻木等，可以一种疼痛，亦可多种疼痛形式并存。经脉为气血运行的通道，络脉从经脉支横而出，逐级细分，使得经脉中运行的气血流速逐渐减缓直至弥散渗灌至纵横交错的络脉，并在络脉的末端与脏腑组织相连，形成津血互换和营养代谢的场所。一方面，络脉细小，络中气血运行缓慢，若邪留络脉，影响络中气血的输布环流（渗灌），易致瘀滞状态；另一方面，络脉的末端分支，细小迂回，一旦邪入络，难以祛除，所谓"至虚之处，便是留邪之地"。络脉的特殊结构，导致易入难出及易虚易瘀的特点，不同的病机变化出现 PHN 不同形式的疼痛。

1. 火烧样疼痛

不同于急性带状疱疹的剧烈疼痛，以自觉烧灼样疼痛为主，往往阵发性发作，多因早期感染湿热毒邪，经治疗后湿去热存，余毒未清，郁久化热，燔灼肌表之孙络、浮络，出现络脉壅滞之疼痛如火燎。

2. 触诱发性疼痛

PHN 特有的皮肤或者衣物摩擦痛，多因结聚迟留不得发挥，经络阻塞。若大量密集分散的孙络、浮络等屈曲挛缩，或拘急牵引，则此时遇轻微刺激，便可产生阵发性疼痛。

3. 针刺样疼痛

急性带状疱疹和 PHN 均常见，多因毒损络脉，气血运行缓慢，血行涩滞，脉络瘀阻；"邪之所凑，其气必虚"。毒邪侵入十五别络、孙络、浮络，毒邪的入侵破坏了神经细胞，使其发炎、出血、坏死，导致络脉由滞到瘀，甚至不通，不通则痛；该类疼痛迁延缠绵，可贯穿急性带状疱疹到 PHN 阶段。

4. 自发性疼痛

多见于老年人或者体弱者，平素如常人，但又会出现阵发性疼痛，实则为卒然不通则痛，为络脉绌急，即屈曲拘急；多因久病不愈，气血虚衰，不养脉络，这些细小万亿数计的孙络、浮络被破坏，而且还滞留了一些毒邪的残余，不行发挥网络循环作用，孙络、浮络处于"绌急"状态。

5. 牵扯性疼痛

多为湿热毒邪稽留不去，余毒未清，日久化热伤阴，阴血不足，络脉拘急，"小络急引故痛"。

6. 疼痛及麻木并行

多为感受湿热毒邪,稽留不去,久化火,伤及络脉,产生疼痛,或日久余毒未清,瘀阻络脉,导致气血运行失司,络脉失养,故疼痛、麻木不仁。

7. 瘙痒

部分 PHN 以瘙痒为主要表现,瘙痒《辞海》释义为皮肤或者黏膜生病或者受到一定刺激而引起的想要抓挠的感觉,提示瘙痒是一种感觉。PHN 的瘙痒主要为湿热毒邪损伤浮络、孙络所致,但是此时的湿热毒邪均已衰减,且局限在患处,不波及全身。正如《素问》曰"热甚则痛,热微则痒"。《诸病源候论》:"风入腠理,与血气相搏,而俱往来,在于皮肤之间。邪气微,不能冲击为痛,故但瘙痒也。"

(薛纯纯)

参考文献

[1] 马珂, 刘芳, 周胜强, 等. 国医大师刘祖贻从"伏气温病"辨治带状疱疹经验[J]. 中国中医药信息杂志, 2020, 27(5): 114-117.

[2] 刘欣欣, 刘林. 伏气温病理论指导当今疾病治疗的临床运用[J]. 湖北中医杂志, 2017, 39(3): 40-42.

[3] 于生元, 万有, 万琪, 等. 带状疱疹后神经痛诊疗中国专家共识[J]. 中国疼痛医学杂志, 2016, 22(3): 161-167.

[4] 邹碧清, 顾炜. 带状疱疹中医诊疗源流考[J/OL]. 实用中医内科杂志, 2023, 1-4。

[5] 李维义. 赵炳南先生治疗带状疱疹经验介绍[J]. 广西中医学院学报, 2007, 10(4): 35-36.

[6] 王思晴, 侯艺涵, 王晓旭, 等. "通达表里"治疗带状疱疹经验浅谈[J]. 环球中医药, 2022, 15(9): 1633-1636.

[7] 于生元, 万有, 万琪, 等. 带状疱疹后神经痛诊疗中国专家共识[J]. 中国疼痛医学杂志, 2016, 22(3): 161-167.

[8] Johnson RW, Rice AS. Clinical practice: Postherpetic neuralgia[J]. N Engl J Med, 2014, 371(16): 1526-1533.

[9] 高崇荣, 樊碧发, 卢振和. 神经病理性疼痛诊疗学[M]. 北京: 人民卫生出版社, 2013: 662-671.

[10] 牛德兴, 牛瀚医. "蛇丹痛"说[J]. 亚太传统医药, 2006, 2(1): 56-57.

[11] 吴以岭. 络病病机特点与病机变化[J]. 疑难病杂志, 2004, 3(5): 282-284.

[12] 杨丹丹, 王凤荣. 络病学说概述及辨析[J]. 辽宁中医药大学学报, 2018, 20(8): 188-190.

第二篇
带状疱疹神经痛临床特征

第四章

带状疱疹神经痛的概念及特征

第一节　概　述

一、定义

带状疱疹后神经痛（PHN）是指在带状疱疹（HZ）皮损痊愈后，疼痛持续存在 1 个月或更长时间的一种疼痛综合征。该症状可能表现为持续性疼痛，也可能在一段时间缓解后再次出现。带状疱疹后神经痛通常表现为沿着带状疱疹皮疹的分布区域的疼痛和痛觉过敏，可能持续数月甚至数年。

二、带状疱疹神经痛的分期

1. 潜伏期

感染带状疱疹病毒后，病毒进入神经节内，可在潜伏期内出现皮肤感觉过敏、瘙痒、灼痛或针刺感等前驱症状，但通常没有出现明显的皮疹。潜伏期通常持续 5 ~ 12 天，但也可能更长。在潜伏期内，病毒通过感觉神经末梢和周围神经纤维向中枢神经系统传播，从而引起疼痛和其他神经系统症状。

2. 急性期

急性期是带状疱疹出疹最初的 30 天之内产生疼痛。在此阶段，疼痛通常很严重，并可能伴有瘙痒、灼烧和刺痛等其他症状。病毒通过神经纤维传播，引起感觉神经病变，从而导致急性疼痛。病毒感染还可能引起皮肤病变，如水疱和红斑，通常沿着一个或多个神经分布的区域出现。

3. 亚急性期

亚急性期是带状疱疹神经痛在急性期后持续疼痛但没有超过 3 个月。在这一阶段，疼痛的强度可能逐渐降低，但仍持续存在。也可能出现其他症状，如对触摸过敏。在此时，病毒可能继续在神经系统中存在，并引起神经退行性改变和炎症反应，导致疼痛持续存在。

4. 后遗症期

后遗症期是在急性期之后持续超过 3 个月的带状疱疹神经痛。在这个阶段，疼痛可能变得更加持续，并可能伴有其他症状，如抑郁、睡眠障碍和焦虑。在此时，神经系统的改变可能变得更加严重，导致神经病变和损伤，从而引起持续性的疼痛和其他症状。

三、带状疱疹后神经痛的中国专家共识

带状疱疹后神经痛是由水痘 – 带状疱疹病毒感染引起的疾病，常常会在疱疹消退后出现神经痛。PHN 的主要特征为单侧性神经痛，并且持续时间相对较长。PHN 的诊断需要根据患者的临床表现和病史，患者必须曾经患过带状疱疹，并在疱疹消退后 1 个月内出现神经痛，而且神经痛呈现单侧性。

PHN 的发病率及患病率因疼痛持续时间和强度的定义不同而异，荟萃分析数据显示 PHN 人群每年发病率为（3.9 ~ 42.0）/10 万。带状疱疹的年发病率为 35‰ ~ 5‰，其中 9% ~ 34% 的带状疱疹患者会发生 PHN。带状疱疹和 PHN 的发病率及患病率均有随年龄增加而逐渐升高的趋势，60 岁及以上的带状疱疹患者约 65% 会发生 PHN，70 岁及以上者中则可达 75%。我国尚缺乏相关研究数据，据以上资料估计我国约有 400 万的 PHN 患者。

带状疱疹的病原体为水痘 – 带状疱疹病毒（VZV），该病毒通过上呼吸道或睑结膜感染人体引起全身感染。初次感染通常表现为水痘，而在成人中则可能是隐性感染。该病毒侵入感觉神经并潜伏于脊神经节或脑神经感觉神经节内。当机体免疫力下降时，潜伏的病毒可能再次活化，大量复制并通过感觉神经纤维向支配的皮节扩散，引发带状疱疹。受累神经元可能会发生炎症、出血，甚至坏死，导致神经元功能紊乱、异位放电、外周及中枢敏化，从而诱发疼痛。其发病机制与病毒感染后的潜伏期、病毒再次活化以及神经元损伤等相关。

PHN 的发生机制目前不完全明了，神经可塑性是 PHN 产生的基础，其机制可能涉及外周敏化和中枢敏化。①外周敏化：感觉神经损伤诱导初级感觉神经元发生神经化学、生理学和解剖学的变化，引起外周伤害性感受器敏化，放大其传入的神经信号，并可影响未损伤的邻近神经元；②中枢敏化：中枢敏化是指脊髓及脊髓以上痛觉相关神经元的兴奋性异常升高或突触传递增强，从而放大疼痛信

号的传递，包括神经元的自发性放电活动增多、感受域扩大、对外界刺激阈值降低、对阈上刺激的反应增强等病理生理过程。

PHN 的预后取决于患者的年龄、病程和治疗效果等因素。年轻患者的预后较好，而老年患者可能需要更积极的治疗来减轻疼痛和改善预后。因此，积极预防和治疗 PHN 对于预防并发症和提高患者生活质量至关重要。

第二节　带状疱疹神经痛的临床表现

一、皮疹表现

带状疱疹病毒感染引起的皮疹通常出现在单侧身体某个部位，局部或受到累及的神经节段区域内皮肤可出现不规则红斑或粟粒样丘疹，短期内即可变成表面发亮的水疱群，周围有红晕，特征性沿着神经支配区分布，呈带状或环形分布。多见单侧性发生，常发生在胸部或腰部，也可以发生在头部和面部，偶尔可以双侧同时发生。早期疱疹可独立分布，治疗及时很快消退、愈合，未经处理可逐渐发展成水疱，疱液清澈；疱疹破裂后，疱疹表面形成痂皮，最终脱落。皮疹通常持续 2 ~ 4 周。极少数免疫力低下的患者可能发生全身性疱疹。带状疱疹后神经痛的症状通常在疱疹消失后持续存在，可能会伴随着皮肤感觉异常、瘙痒或过敏反应等症状。

二、自发痛

自发痛是指不依赖于外周刺激的随机性、持续性疼痛。自发性疼痛可表现刺痛、绞痛、烧灼痛、持续隐痛、撕裂痛、刀割痛、压榨痛、射穿痛、跳痛、牵拉痛、刺痛、电击样痛等。PHN 患者自发痛常表现为自发性疼痛，是指在没有任何明显的外部刺激或触发的情况下，在皮疹分布区及附近区域出现的疼痛。

三、痛觉过敏

痛觉过敏是指机体对正常刺激产生过度敏感的疼痛反应，通常表现为疼痛感觉比预期的更强烈或持续时间更长。这种疼痛感觉可能由多种因素引起，包括神经系统疾病、疼痛性疾病、炎症、外伤、手术、药物和其他医疗干预等。带状疱疹后神经痛的痛觉过敏症状可持续数月甚至数年之久。带状疱疹后神经痛的痛觉过敏表现主要包括以下几个方面。

（1）感觉敏化：患者对轻微刺激（如衣服碰触）产生强烈的疼痛反应。

（2）热痛敏（thermal allodynia）：患者对温度的变化（如温度升高）产生疼痛反应。

（3）冷痛敏（cold allodynia）：患者对温度的变化（如温度降低）产生疼痛反应。

（4）机械痛敏：患者对轻微机械刺激（如轻轻按压）产生疼痛反应。

（5）持续性疼痛（ongoing pain）：除了上述的过敏痛之外，患者还可能出现难以忍受的持续性疼痛。

四、焦虑异常

焦虑异常是指个体在正常情况下出现无法控制的、持续存在的、不合理的、过度的焦虑反应。焦虑异常可能会导致患者感到紧张、不安、恐惧、不适等不良情绪，甚至影响到其日常生活和社交活动。常见的焦虑异常包括广泛性焦虑障碍、恐慌障碍、社交焦虑障碍、强迫症等。患者可出现焦虑、抑郁等自主神经功能障碍症状。患者的疼痛症状长期得不到缓解会产生抑郁情绪，对工作和生活失去以往的活力。

第三节　带状疱疹神经痛诊断与鉴别诊断

一、带状疱疹神经痛的诊断

（一）病史

带状疱疹后神经痛的诊断主要基于患者的病史。着重了解疼痛本身的特点，如病程、部位、性质、程度、时间、方式和起病原因等。患者必须确诊有带状疱疹，且疱疹已消退。患者出现单侧性神经病理性疼痛，持续时间在带状疱疹消退后3个月内。疼痛程度和性质必须与带状疱疹的症状一致，即疼痛区域在带状疱疹的皮疹分布范围内。一般根据患者主诉，若患者自述前段时间某部位出现水疱后存在剧烈疼痛，疼痛性质大多为自发性刀割样、闪电样发作痛或烧灼痛和局部浅感觉、温度觉的异常变化，剧烈疼痛患者的视觉模拟评分法评分常常＞7分，由于疼痛剧烈，患者的日常生活和夜间睡眠明显受到影响。查体发现疼痛区域存在色素沉着，基于上述病史一般可以做出明确诊断。临床上有少数患者未能告诉医师自己曾经出现急性带状疱疹的病史，患病局部也缺乏明显的皮肤色素变化或瘢痕，此时可能会发生诊断困难，应该重点询问既往病史，仔细检查局部浅感觉的变化。如果是微皮损和无疱型带状疱疹，诊断较为困难，但是绝大多数患者具备特征性的自发性剧烈神经病理性疼痛。由于疼痛程度和性质有所不同，只要临床医师多加注意，就能够逐渐提高诊断准确率。

（二）体格检查

体格检查时，局部压痛和叩击痛不明显，但局部可有痛敏，轻轻触及或衣服轻轻摩擦局部皮肤即可诱发疼痛，易与非带状疱疹引起的疼痛相鉴别。局部可见有遗留的瘢痕或色素沉着，局部可有痛觉过敏或痛觉减退，局部可有汗多等自主神经功能紊乱的表现。

1. 皮肤检查

检查皮肤是否有疱疹病变及其分布情况，包括病变的大小、形态、浅表糜烂、结痂、溃疡等。

2. 神经系统检查

检查周围神经系统的功能，包括感觉、运动、反射等，以确定疼痛的范围和程度。

3. 眼部检查

对于面部疱疹病变的患者，需要进行眼部检查，以排除眼部并发症的可能性。

4. 耳鼻喉检查

对于耳部疱疹病变的患者，需要进行耳鼻喉检查，排除听力损失的可能性。

（三）实验室检查

带状疱疹神经痛的诊断一般不依赖于特殊的实验室检查，任何一项单一的检查都不能用来诊断神经病理性疼痛或一般性疼痛，但有时可能会根据患者的症状和病史来进行一些检查，以排除其他疾病。

1. 血清抗体测定

血清 IgM、IgA 可确定原发性感染，而当 VZV 再活化时可出现 IgG、IgA 升高（由于 VZV 只有一个血清型，再活化时血清中 IgG、IgA 常常升高）。

2. VZV 培养分离和 DNA 分析

经实验室培养或运用聚合酶链反应（PCR）技术确定病毒的存在。

3. 血液、唾液、脑脊液检查

通过血液、唾液、脑脊液检查，可排除其他疾病的可能性并寻找带状疱疹病毒的存在，以确诊带状疱疹神经痛。

4. 病毒抗体

病毒抗体检测有助于确诊带状疱疹亚临床感染，特别是在发生无疱型带状疱疹的情况下。

5. 血液中的抗体水平和免疫功能

通过血液中的抗体水平和免疫功能的检测，可以评估患者的免疫状态和病情进展。

6. 神经传导速度检查

通过神经传导速度检查，可评估患者神经系统的功能，确定神经痛的范围和程度。

7. 病毒培养和免疫荧光染色法

通过病毒培养和免疫荧光染色法来鉴别单纯疱疹和带状疱疹。

8. 免疫过氧化物酶染色、组织病理学、棘层松解细胞学检验

通过免疫过氧化物酶染色、组织病理学、棘层松解细胞学检验来确定带状疱疹的感染情况。

（四）全面分析

带状疱疹神经痛的诊断要根据病史、体格检查和实验室检查等资料，结合患者的感觉异常、疼痛过敏等症状来确定；并通过对神经病理性疼痛进行全面而辩证的分析来诊断。

目前，神经病理性疼痛的分类主要基于神经系统损伤发生的部位，分为外周性和中枢性两种类型。由于神经病理性疼痛的发病机制复杂，临床表现多样，仅仅依据神经系统损伤的部位进行分类并不能完全覆盖其所有表现和病理机制。因此，我们需要进行多专业合作，综合使用各种诊断指标，精准地诊断和分类神经病理性疼痛。传统的分类方法主要基于引起疼痛的病因或神经损伤的可能部位进行分类（表 4-3-1），例如糖尿病神经病变、三叉神经痛、脊髓损伤等。另一种分类方法是根据可能的发病机制进行分类。这种分类方法需要详细的病史和体格检查，以了解神经病理性疼痛的发病机制，例如神经元的功能异常、神经元的结构异常、神经元周围的炎症和免疫反应等因素。

表 4-3-1　神经病理性疼痛按部位分类

头面颈部	四肢	躯干
三叉神经痛	坐骨神经痛	肋间神经痛
面神经痛	腕管、跗管综合征	肋骨骨折
神经根型颈椎病		内脏痛
		心绞痛
		会阴区神经痛

综上所述，带状疱疹神经痛是一种复杂的病理状态，需要进行全面的、辩证的分析，并考虑多种诊断和分类。多专业合作、详细的病史和体格检查都是必要的。基于可能的发病机制进行分类是一种可行的方法，但需要更深入地了解神经病理性疼痛的病理机制。

二、带状疱疹神经痛的鉴别诊断

1. 三叉神经痛

三叉神经痛常局限于三叉神经 2 或 3 支分布区，以上颌支、下颌支多见。发作时表现为以面颊上下颌及舌部明显的剧烈电击样针刺样、刀割样或撕裂样疼痛，持续数秒或 1 ~ 2 分钟，突发突止，间歇期完全正常。患者口角、鼻翼、颊部或舌部为敏感区，轻触可诱发。严重病例可因疼痛出现面肌反射性抽搐，口角牵向患侧即痛性抽搐。病程呈周期性，发作可为数日、数周或数月不等，缓解期如常人。三叉神经痛的疼痛通常是短暂、剧烈的刺痛或电击感，持续时间通常为数秒或数分钟。神经电生理检查有助于鉴别。

2. 面神经痛

面神经痛是由颅神经受损引起的疼痛疾病，通常表现为短暂的、剧烈的、突然发作的面部疼痛，有时伴随着面部肌肉的痉挛和痛觉过敏。面神经痛的发病机制可能与神经元的异常兴奋性和神经元的损伤有关，常见的病因包括牙科手术、颅内肿瘤、颅脑外伤等。

3. 颈椎病（神经根炎）

突出的椎间盘、增生的钩椎关节压迫相应的神经根，引起神经根性刺激症状。临床上开始多为颈肩痛，短期内加重，并向上肢放射。放射痛范围根据受压神经根不同而表现在相应皮节。皮肤可有麻木过敏等异常，同时可有上肢肌力下降、手指动作不灵活。检查可见病侧颈部肌肉痉挛，颈肩部肌肉可有压痛，患肢活动有不同程度受限。上肢牵拉试验及压头试验可出现阳性，表现为诱发根性疼痛。

4. 坐骨神经痛

坐骨神经痛是指坐骨神经通路及其分布区的疼痛，可分为原发性和继发性两类。原发性坐骨神经痛即坐骨神经炎，是坐骨神经本身发生病变，多与感染有关，受冷常为诱发因素。继发性坐骨神经痛主要是由其邻近组织病变（如腰椎间盘突出症、脊椎关节炎、椎管内肿瘤及骶髂关节骨盆等部位病变）所引起。主要表现为单侧或双侧起自腰部、臀部或大腿后侧放射到下肢远端的疼痛，疼痛呈阵发性或持续性，可以是放射性、烧灼样或刀割样疼痛，疼痛常因行走、咳嗽、喷嚏、弯腰、排便而加剧。沿坐骨神经通路（腰、臀、大腿后侧、小腿外后侧、足背）均可有压痛点。凡牵拉坐骨神经的动作，如患肢伸直抬高等，均可使疼痛加重。查体可见腰椎、骶骨旁、沿坐骨神经有压痛，坐骨神经牵拉试验，如直腿抬高试验、颏胸试验阳性，小腿可见不同程度的肌萎缩，跟腱反射减退或消失。腰椎 X 线、CT、MRI 及椎管造影检查有助于椎管内及腰椎病变的诊断。

5. 腕管综合征、跗管综合征

腕管综合征为正中神经在腕管内受挤压而表现出来的一系列症状和体征。桡侧 3 个手指端麻木或疼痛，持物无力，腕部正中神经蒂内尔征阳性。跗管综合征（踝管综合征）由踝关节周围神经被压迫或受伤所引起。跗管综合征的症状通常表现为脚底部和足背的疼痛、麻木、刺痛感，患者可能会感到足部沉重、疲劳、肌肉无力等，甚至出现夜间疼痛。

6. 肋间神经痛

肋间神经痛常累及 1 ~ 2 个肋间，但并不一定局限在胸前，为刺痛或烧灼痛，多为持续性而非自发性，咳嗽、呼吸用力和转动身体可加剧疼痛，沿神经行经处有压痛，手臂上举活动时局部有牵拉痛。

7. 肋骨骨折

肋骨骨折断端可刺激肋间神经产生局部疼痛，在深呼吸、咳嗽或转动身体时疼痛加重。胸痛使呼吸变浅、咳嗽无力，呼吸道分泌物增多、潴留，易致肺不张和肺部感染；胸壁可见畸形，局部有明显压痛，间接挤压骨折处疼痛加重，甚至产生骨摩擦音，即可与带状疱疹神经痛鉴别。胸部 X 线照片可显示肋骨骨折断裂线。

8. 内脏痛

内脏痛是由内脏器官神经末梢受损或受压引起的疼痛，通常表现为腹痛、胸痛、盆腔痛等。内脏痛通常是难以定位和描述的，可能伴有压迫感、胀痛或痉挛感。内脏痛的诊断通常需要详细的病史询问、体格检查和影像学检查，如超声、CT 或 MRI。

9. 心绞痛

心绞痛是一种心血管疾病，也可能引起胸部和上肢的疼痛。因冠状动脉供血不足，心肌暂时性缺血、缺氧引起的发作性胸骨后疼痛。心绞痛常向左肩及左前臂放射。冠状动脉狭窄或有阻塞时，正常冠状循环储备的代偿能力减弱，这时只能适应一般情况下心肌供血的需要；当情绪激动、体力活动、寒冷等因素增加心脏负荷时，或由于吸烟、神经反射及体液调节障碍等原因引起冠状动脉痉挛时，因超过了狭窄的冠状动脉供血的供偿能力，心肌因缺血、缺氧而引起绞痛。但与带状疱疹神经痛不同的是，心绞痛通常表现为压迫感或紧缩感，并伴随着心悸、气短等症状。

10. 阴部神经痛

阴部神经痛是由会阴部神经受损或受压引起的疼痛，通常表现为盆腔痛、会阴部疼痛、性交疼痛等。阴部神经痛通常是难以定位和描述的，可能伴有刺痛、灼热、麻木等感觉异常。阴部神经痛的诊断通常需要进行详细的病史询问、体格检查和影像学检查，如超声、CT 或 MRI。

（蒉文筠　高　瑛）

参考文献

［1］王家双. 带状疱疹后神经痛及现代治疗[J]. 中国现代神经疾病杂志, 2010, 10(6): 615-618.

［2］赵志奇. 带状疱疹痛: 基础和临床概述[J]. 中国疼痛医学杂志, 2014, 20(6): 369-375.

［3］张万云, 贺纯静. 带状疱疹后神经痛治疗进展[J]. 临床皮肤科杂志, 2019, 48(11): 710-713.

［4］于生元, 万有, 万琪等. 带状疱疹后神经痛诊疗中国专家共识[J]. 中国疼痛医学杂志, 2016, 22(3): 161-167.

［5］王家双, 包佳巾, 魏星, 等. 带状疱疹后神经痛临床调查分析[J]. 中国疼痛医学杂志, 2011, 17(4): 198-200.

［6］肖晓山. 神经性疼痛的诊断与治疗进展[J]. 现代医院, 2006, 6(1): 30-35.

［7］任彦景, 李德成, 王芳芳, 等. 带状疱疹神经痛与颈腰痛误诊原因分析[J]. 临床误诊误治, 2021, 34(8): 17-21.

第五章

带状疱疹神经痛的评估与测量

第一节 疼痛评估方法及分类

疼痛是一种主观感觉和情绪体验，会受到生理、心理、个人经历和社会文化等多方面因素的影响，并且个体对疼痛的理解和认知也存在差异。因此，正确客观地评估疼痛，对患者疾病的诊断以及后续治疗方案的制订和实施都十分关键。

一、疼痛的直接评估法

疼痛的原因包括损伤、炎症的刺激以及主观情感引起的机体不适。目前评估疼痛最可靠的有效指标仍是患者对自身疼痛部位、疼痛程度加重或减轻因素的主观诉说。

二、疼痛的间接评估法

由于疼痛常对人体的生理、心理造成一定的影响，所以疼痛时患者常表现出一些行为举止的改变，如面部表情、躯体姿势和肌紧张度等，体位、姿势等行为可帮助测定疼痛程度（如患者因疼痛不敢移动）。面部表情分级评分（Face rating scale，FRS）在评估疼痛时较为客观并且方便，它是在模拟评分方法的基础上发展起来的，使用从快乐到悲伤及哭泣的 6 个不同表现的面容，简单易懂，使用面相对较广。

第二节 疼痛评估要求

带状疱疹又叫蛇串疮，其诊断是通过临床症状和体征来确定，目前尚没有确切的实验室检查指标，临床主要依靠疼痛评估。

一、带状疱疹诊断标准

（1）绝大部分的带状疱疹是沿着受损的神经分布，且多单侧分布。

（2）带状疱疹的疼痛具有相应特点，呈针刺样、烧灼样，甚至刀割样疼痛、皮肤触诱发性疼痛，疼痛呈间歇性或持续性。

二、带状疱疹疼痛评估要求

（1）常规评估：对有疼痛症状的患者，应当将疼痛评估列入护理常规监测和记录的内容，并在 8 小时内完成疼痛常规评估，应鉴别爆发性疼痛的发作原因。

（2）量化评估：其包括患者最严重的和最轻的疼痛程度以及通常情况的疼痛程度，常用的方法为数字分级评分法（numerical rating scale，NRS）、面部表情分级评分法及语言分级评分法（VRS）。

（3）全面评估：该原则是指对疼痛病因及类型、疼痛发作情况（疼痛性质、加重或减轻的因素）、疼痛治疗情况、重要器官功能情况、心理精神情况、家庭及社会支持情况，以及既往史（如精神病史，药物滥用史）等进行全面评估。在治疗过程中，应当在给予镇痛治疗 3 天内或达到症状缓解时进行再次全面评估，原则上每月不少于两次，常用《简明疼痛量表（简明疼痛问卷，BPI）》。

（4）动态评估：其包括疼痛程度、性质变化情况、爆发性疼痛发作情况、疼痛减轻及加重因素，以及疼痛治疗不良反应等。动态评估对药物镇痛治疗剂量滴定尤为重要。

第三节　疼痛直接评估法

一、止血带疼痛试验

止血带疼痛试验是通过止血带压迫诱发疼痛的试验。将压力袖带绑在受试者前臂加压，使肢体局部暂时丧失血液供应，嘱受试者以固定的速度松手或握手，从而产生一种潜在的缓慢加重的疼痛，记录出现与临床疼痛相一致的诱发性疼痛所需的时间，然后令患者继续活动手部，观察达到最高疼痛耐受限度所需时间。

止血带疼痛试验也可检测正中神经或骨间后神经的卡压情况，即腕管综合征激发测试。进行止血带疼痛试验时，患者必须保持清醒与合作。

（1）测试期间患者应保持坐姿。

（2）检查者用袖带进行此项测试时，应获取患者的基础舒张压数值。在测试期间，血压袖带压力不应超过患者基础舒张压数值 20 mmHg 并维持 3 分钟。

（3）检查员注意测试过程中的任何手臂麻木，刺痛或射击疼痛。

（4）3 分钟后，检查者松开血压袖带，让患者放松手臂。

二、痛刺激试验

机械刺激法：多数以压力作为刺激源，以往常用弹簧式压力计，所给予的压力刺激量可以调节大小，并根据其刻度记录疼痛的产生及其程度。

19 世纪末，生理学家马克西米利安·冯·弗雷（Maximilian von Frey）提出疼痛是一种独立的触觉特性，与触摸、热和冷并列，且与高阈值自由神经末梢的刺激有关，并开发了 Von frey 来测量机械性疼痛（针刺痛觉），该方法应用系列的 Von frey 纤维丝压迫皮肤以产生不同程度的压力。Von frey 纤维丝是一种钝性长约 5 cm 的塑料丝，使用时纤维丝弯曲产生既定的压力，实验者按从小到大的顺序刺激皮肤记录缩退痛阈值（机械刺激回缩阈值），或以恒定压力的 Von fery 纤维丝以恒定的频率反复刺激。

三、热辐射法

热辐射法（热板疼痛测定法，radiant-heat method）为温度测痛方法，它使用凸透镜聚焦，将热源发出的光线均匀地投射到受测试皮肤表面，随着热辐射能的增强，受测试皮区产生疼痛并逐渐增强。当热辐射疼痛与患者原有疼痛程度相等时，可用此时的单位面积皮肤每秒钟所受到的热量表示疼痛的强度。从测试开始的热刺激量逐渐增加至刚刚引起疼痛时的仪器所显示的热辐射量值即为"温度痛阈"，一般健康成年人约为 836 mJ/（s·cm^2）；而达到"强度痛阈"后继续增加刺激强度直至患者无法忍受时仪器所显示的热辐射量值即为"耐痛阈"；而在固定刺激强度不变的情况下，连续给予辐射热刺激直至刚刚引起疼痛的时间即为"时间痛阈"。

热辐射法在测量过程中能精确控制热辐射刺激的强度，时间和测试部位的面积，引起的痛觉明显而固定，一般不受其他因素的影响，可用于较为精确的实验检测，但操作不慎可能引起皮肤损伤。

四、电刺激法

电刺激法（Electrical stimulation，ES）是用多种类型的电流作为疼痛刺激源，目前常用的为方波电刺激。这是因为方波电流的上升和下降速率极高，波幅在瞬间内即可达到最大刺激值，也可降低到零，并且方波的波形规则既有利于掌握刺激强度，也有利于测量和计算。

电刺激测定痛阈在应用中具有定量精确，简便易行，重复性好，并且极少损伤组织。在具体操作中，电刺激的波幅、波宽、串长、程序和时间间隔等指标均可随意调整。它既可以用于皮肤测痛，也可以用于外周神经和中枢神经系统的测定，除了可以产生疼痛感觉外，也产生麻木感。

五、其他直接疼痛评估法

在疼痛绘图中，患者被要求在人体轮廓上标出疼痛区域，还可以在感觉疼痛的身体部位打上阴影或标识出不同的疼痛类型（例如过电一般疼痛或灼烧般的疼痛）。

第四节　疼痛间接评估法

一、语言分级评分法

在语言分级评分法中，我们需要患者根据自身疼痛标出最适合的形容词，我们需要定义两个极端点"完全不痛"和"剧烈的疼痛"，随后在两个极端点之间根据疼痛程度进行排列。由于患者可能无法确定其中哪个答案最适合自身疼痛情况，或是描述疼痛的形容词间隔不相等或理解有误等，会导致评估出现误差。

二、视觉模拟评分法

视觉模拟评分法（visual analogue scale，VAS）最早由弗莱德（Freyd）在

1923 年应用于心理学。VAS 一般由一条直线组成，直线的两端定义了极限值，比如一端写有"不痛"，而另一端写着"最剧烈疼痛"。患者根据自身的疼痛程度在这条直线上标出疼痛的程度，与"不痛"的标记之间的距离就定义了患者的痛苦程度。随着现代科学技术的发展，测量手段越来越精确，如图 5-4-1 所示。

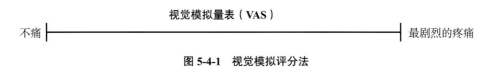

视觉模拟量表（VAS）

图 5-4-1　视觉模拟评分法

相较于误差较大更耗时的纸质 VAS 测量表，现在我们还可以采用机械式 VAS，医生可以直接读取上面的刻度，具有良好的测试 – 再测试可靠性。新式的电子 VAS 让我们可以在平板或手机上使用，通过电子数据进行评估，大大提升了测试精度。

在 VAS 的基础上，在线段之间增加上诸如"轻度""中度""重度"等或数字或其他描述性的词汇，就形成了图形评分量表，由于增加了其他疼痛程度，测量精度似乎变得更加精确了，如图 5-4-2 所示。

事实上图形评分量表的结构可能会影响到结果的分布模式，同时对该量表的使用经验会对测试结果产生干扰。

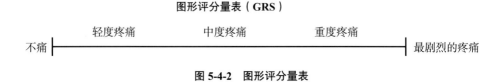

图形评分量表（GRS）

图 5-4-2　图形评分量表

三、麦吉尔疼痛问卷（MPQ）

由加拿大麦吉尔大学的梅尔扎克（Melzack）和托格森（Torgerson）于 1971 年设计的疼痛评分表，是目前世界上应用最为广泛的疼痛评估工具。问卷包括 4 类 20 组关于疼痛的描述性词汇，从感觉类疼痛、情感类疼痛、评价类疼痛和其他相关类疼痛 4 个方面因素及现时疼痛强度进行全面的评价。词汇按照递增的顺序排列。患者通过标出最符合他们感受的词汇来描述自己的疼痛（没有合适的可以不选择），其中有些词汇如拖拽、恐怖、冷酷、尖锐和不幸等。患者做出的每项选择都会获得一个分组，总分最高为 78 分，得分根据标出来的名词程度来分配，如图 5-4-3 所示。

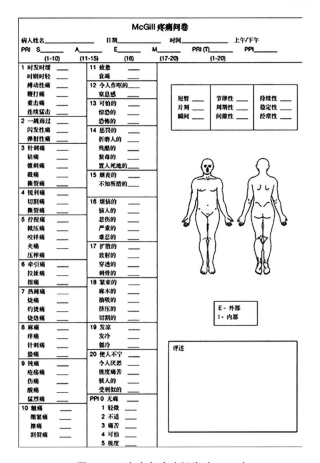

图 5-4-3　麦吉尔疼痛问卷（MPQ）

MPQ 分为三种测量方法。

（1）疼痛评估指数（pain rating index，PRI）：根据被测者所选出词汇在组中的位置可以得出一个数字（序号数），所有这些选出词汇的数值之和即疼痛评估指数。PRI 可以求四类的总和，也可以分类计算。

（2）选出词汇的数值（number of words chosen，NWC）。

无痛　　　　　　　　　　（0分）

轻微的疼痛　　　　　　　（1分）

引起不适感的疼痛　　　　（2分）

具有窘迫感的疼痛　　　　（3分）

严重的疼痛　　　　　　　（4分）

不可忍受的疼痛　　　　　（5分）

（3）现时疼痛强度（present pain intensity，PPI）：用 6 分 NRS 评定当时患者全身总的疼痛强度，即 0 ~ 5 的疼痛强度。

四、利兹神经病理性症状和体征评分（表5-4-1）

表 5-4-1　利兹神经病理性症状和体征评分（LANSS 评分）

此疼痛评分有助于判断传导您疼痛信号的神经是否工作正常。

A　疼痛问卷

·回想您在过去一周所感觉到的疼痛是怎样的。

·请说出以下任一描述是否与您的疼痛相符。

1. 您的皮肤是否有令人不愉快的奇怪的疼痛感觉？例如范围较大的刺痛、麻刺痛、针刺感等。

a）否────────────────────────（0）

b）是────────────────────────（5）

2. 疼痛部位的皮肤看起来和其他部位的皮肤有没有不同？例如有没有色斑或者看起来更红？

a）否────────────────────────（0）

b）是────────────────────────（5）

3. 疼痛使受累的皮肤对抚摸异常敏感吗？例如轻擦皮肤时有不适感或者穿紧身衣时出现疼痛。

a）否────────────────────────（0）

b）是────────────────────────（3）

4. 当您静止不动时，疼痛会没有任何明显原因就突然爆发性发作吗？例如电击样、跳痛或爆发痛。

a）否────────────────────────（0）

b）是────────────────────────（2）

5. 您感觉疼痛部位的皮肤温度是否有异常变化？例如热或烧灼感。

a）否────────────────────────（0）

b）是────────────────────────（1）

B　感觉检查

皮肤敏感性检查即通过与对侧或邻近非疼痛部位相比，检查疼痛部位是否存在痛觉超敏以及针刺阈值（PPT）的变化。

1）痛觉超敏：用脱脂棉先后轻擦非疼痛部位和疼痛部位，检查痛觉反应。轻擦时，如果非疼痛部位感觉正常，而疼痛部位有痛觉或不适感（麻刺痛、恶心），则存在痛觉超敏。

　　a）否，无痛觉超敏。——————————————————（0）

　　b）是，仅疼痛部位存在痛觉超敏。————————————（5）

　　2）针刺阈值（PPT）变化：将2ml注射器所配的23号针头（蓝针）先后轻置于非疼痛部位和疼痛部位，通过比较两者的反应来判断针刺阈值。

　　如果非疼痛部位有尖锐的针刺感，但疼痛部位的感觉有所不同，例如没有感觉/仅有钝痛（PPT升高）或非常痛（PPT降低），则存在PPT变化。

　　如果两个部位都没有针刺感，将针头套在注射器上以增加重量并重复试验。

　　a）否，两个部位的感觉相同。——————————————（0）

　　b）是，疼痛部位的PPT有变化。—————————————（3）

评分：

将括号内有关感觉描述和检查所得到的分值相加即得到总分。

总分（最高24）————

如果评分＜12，患者的疼痛可能与神经病理性机制无关。

如果评分≥12，患者的疼痛可能与神经病理性机制相关。

五、疼痛抑郁反应量表

疼痛往往伴随着情绪的改变，甚至会引发情绪障碍，很多研究报道也证实疼痛伴抑郁，因此在临床的治疗诊断中，我们除了关心患者的病情状况外，更要重视和诊断患者的精神情况。表5-4-2为贝克忧郁量表（Beck Depression Inventory，BDI），表5-4-3解释了贝克忧郁量表并可用于辅助诊断。

1. 忧郁量表

表 5-4-2　贝克忧郁量表

题目一
0. 我不感到悲伤
1. 我感到悲伤
2. 我始终悲伤，不能自制
3. 我太悲伤或不愉快，不堪忍受

题目二
0. 我对将来并不失望

1. 对未来我感到心灰意冷
2. 我感到前景黯淡
3. 我觉得将来毫无希望，无法改善

题目三
0. 我没有感到失败
1. 我觉得比一般人失败要多些
2. 回首往事，我觉得有很多次失败
3. 我觉得我是一个完全失败的人

题目四
0. 我从任何事件中得到很多满足
1. 我不能从任何事件中感受到乐趣
2. 我不能从任何事件中得到真正的满足
3. 我对一切事情不满意或感到枯燥无味

题目五
0. 我不感到有罪过
1. 我在相当的时间里感到有罪过
2. 我在大部分时间里觉得有罪
3. 我在任何时候都觉得有罪

题目六
0. 我没有觉得会受到惩罚
1. 我觉得可能会受到惩罚
2. 我预料将会受到惩罚
3. 我觉得正在受到惩罚

题目七
0. 我对自己并不失望
1. 我对自己感到失望
2. 我讨厌自己
3. 我恨自己

题目八
0. 我觉得不比其他人差
1. 我要批判自己的弱点和错误
2. 我在所有的时间里都责备自己的错误
3. 我责备自己把所有的事情都弄糟了

题目九
0. 我没有任何想弄死自己的想法

| 1. 我有自杀想法，但我不会去做 |
| 2. 我想自杀 |
| 3. 如果有机会我就自杀 |

| **题目十** |
| 0. 我哭泣与往常一样 |
| 1. 我比往常哭得多 |
| 2. 我一直要哭 |
| 3. 我过去能哭，但现在要哭也哭不出来 |

| **题目十一** |
| 0. 和过去相比，我并不经常生气 |
| 1. 我比往常更容易生气发火 |
| 2. 我觉得所有的时间都容易生气 |
| 3. 过去使我生气的事，目前一点也不能使我生气了 |

| **题目十二** |
| 0. 我对其他人没有失去兴趣 |
| 1. 和过去相比，我对别人的兴趣减少了 |
| 2. 我对别人的兴趣大部分失去了 |
| 3. 我对别人的兴趣已全部丧失了 |

| **题目十三** |
| 0. 我作出决定没什么困难 |
| 1. 我推迟作出决定比过去多了 |
| 2. 我作决定比以前困难得多 |
| 3. 我再也不能作出决定了 |

| **题目十四** |
| 0. 我觉得我的外表看上去并不比过去差 |
| 1. 我担心自己看上去显得老了，没有吸引力了 |
| 2. 我觉得我的外貌有些变化，使我难看了 |
| 3. 我相信我看起来很丑陋 |

| **题目十五** |
| 0. 我工作和以前一样好 |
| 1. 要着手做事，我目前需额外花些力气 |
| 2. 无论做什么我必须努力催促自己才行 |
| 3. 我什么工作也不能做了 |

题目十六
0. 我睡觉与往常一样好
1. 我睡眠不如过去好
2. 我比往常早醒 1 ~ 2 小时，并且难以再睡
3. 我比往常早醒几个小时，不能再睡

题目十七
0. 我并不感到比往常更疲乏
1. 我比过去更容易感到疲乏无力
2. 几乎不管做什么，我都感到疲乏无力
3. 我太疲乏无力，不能做任何事情

题目十八
0. 我的食欲和往常一样
1. 我的食欲不如过去好
2. 我目前的食欲差得多了
3. 我一点也没有食欲了

题目十九
0. 最近我的体重并无减轻
1. 我体重下降 2 千克以上
2. 我体重下降 5 千克以上
3. 我体重下降 7 千克以上

题目二十
0. 我对健康状况并不比往常更担心
1. 我担心身体上的问题，如疼痛、胃不适或便秘
2. 我很担心身体问题，想别的事情很难
3. 我对身体问题很担忧，以致不能想其他任何事情

题目二十一
0. 我没有发现自己对性的兴趣最近有什么变化
1. 我对性的兴趣比过去降低了
2. 我现在对性的兴趣大大下降
3. 我对性的兴趣已经完全丧失

2. 贝克忧郁量表解读

答完测试题后，把二十一个问题中每一个分数加起来就是总得分。如果分数总是在 17 分以上，那可能就需要专业治疗了。总分越高，抑郁程度就越严重；相反，得分越低，抑郁程度就越轻。当分数低于 10 分时，可以认为已经正常了。当分数低于 5 时，患者的感觉会非常之好（表 5-4-3）。

表 5-4-3　贝克忧郁量表解释

总分	抑郁程度
1 ~ 10 分	正常状态
11 ~ 16 分	轻度情绪紊乱
17 ~ 20 分	临床临界抑郁
21 ~ 30 分	中度抑郁
31 ~ 40 分	重度抑郁
40 分以上	极端抑郁

六、简易情绪评分

面部表情分级评分法结合了表情和数字进行评分，这一评分表可以用于 3 岁以上儿童和无法交流的成人。量表采用了六张不同表情的人脸，从高兴到极度痛苦（图 5-4-4），患者可以从中圈出最能代表自身疼痛的数字和图片来评估情绪。

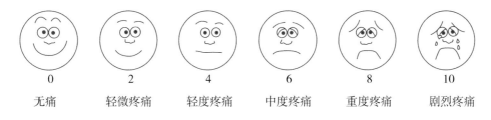

0	2	4	6	8	10
无痛	轻微疼痛	轻度疼痛	中度疼痛	重度疼痛	剧烈疼痛

图 5-4-4　面部表情分级评分法

（李亚南　高　瑛）

参考文献

［1］Hjermstad MJ, Fayers PM, Haugen DF, et al. Studies comparing Numerical Rating Scales, Verbal Rating Scales, and Visual Analogue Scales for assessment of pain intensity in adults: a systematic literature review[J]. J Pain Symptom Manage, 2011, 41(6): 1073-1093.

［2］黎春华, 瓮长水, 蒋天裕, 等. 疼痛强度评估量表应用于老年腰痛患者的同时效度与偏好性[J]. 中国康复理论与实践, 2012, 18(8): 3-7.

［3］Ye W, Hackett S, Vandevelde C, et al. Comparing the Visual Analog Scale and the Numerical Rating Scale in Patient-reported Outcomes in Psoriatic Arthritis[J]. J Rheumatol. 2021, 48(6): 836-840.

［4］Markman JD, Kress BT, Frazer M, et al. Screening for neuropathic characteristics in failed back surgery syndromes: challenges for guiding treatment[J]. Pain Med, 2015, 16(3): 520-530.

［5］Torrance N, Smith BH, Bennett MI, et al. The epidemiology of chronic pain of predominantly neuropathic origin. results from a general population survey[J]. J Pain, 2006, 7(4): 281-289.

［6］Mathieson S, Maher CG, Terwee CB, et al. Neuropathic pain screening questionnaires have limited measurement properties. A systematic review[J]. J Clin Epidemiol, 2015, 68(8): 957-966.

［7］Li J, Feng Y, Han J, et al. Linguistic adaptation, validation and comparison of 3 routinely used neuropathic pain questionnaires[J]. Pain Physician, 2012, 15(2): 179-186.

［8］Barbosa M, Bennett MI, Verissimo R, et al. Cross-cultural psychometric assessment of the Leeds Assessment of Neuropathic Symptoms and Signs (LANSS) pain scale in the Portuguese population[J]. Pain Pract, 2014, 14(7): 620-624.

［9］Spanos K, Lachanas VA, Chan P, et al. Validation of the Leeds Assessment of Neuropathic Symptoms and Signs (LANSS) questionnaire and its correlation with visual analog pain scales in Greek population[J]. J Diabetes Complications, 2015, 19(8): 1142-1145.

［10］Park C, Lee YW, Yoon DM, et al. Cross-cultural adaptation and linguistic validation of the Korean version of the Leeds Assessment of Neuropathic Symptoms and Signs pain scale[J]. J Korean Med Sci, 2015, 30(9): 1334-1339.

［11］Hardy J, Quinn S, Fazekas B, et al. Can the LANSS scale be used to classify pain in chronic cancer pain trials[J]. Support Care Cancer, 2013, 21(12): 3387-3391.

第六章

实验室检查

带状疱疹是由水痘－带状疱疹病毒（VZV）引起的一种病毒性感染。带状疱疹通常分为急性期和后遗神经痛期两个阶段，每个阶段的实验室指标测定略有不同。

一、急性带状疱疹

（一）病毒检测

带状疱疹由 VZV 感染引起。临床表现为发于单侧的皮肤红斑基础上出现簇集性水疱，并伴有神经痛，医师常据此对其作出诊断。然而对于顿挫性带状疱疹、带状疱疹前驱期及具有带状疱疹相似皮损但没有神经痛的病例，如接触性皮炎、单纯疱疹等，常需通过实验室检查辅助诊断，否则容易出现误诊和漏诊。

临床可采用 PCR 技术检测疱液中 VZV DNA 及酶联免疫吸附试验测定血清中 VZV 特异性抗体等方法辅助诊断。当怀疑有中枢神经系统受累时，检测脑脊液中 VZV DNA 具有重要的诊断价值，VZV DNA 是 VZV 感染相关疾病的有效标志，通过 PCR 检测患者样本中 VZV DNA 可以对不典型带状疱疹做出诊断。若错过早期检测 VZV DNA 的时间点，检测 VZV 抗体也具有诊断意义。

（二）VZV 抗体测定

VZV 抗体分为两类：病毒特异性抗体和免疫反应指示物质。病毒特异性抗体包括特异性免疫球蛋白 A（IgA）、特异性免疫球蛋白 M（IgM）和特异性免疫球蛋白 G（IgG）。IgM 抗体在感染初期产生，一般持续几个月，然后逐渐消失，可以用于病毒感染的早期诊断。IgG 抗体在感染后产生，一般持续终生，可以提供长期的免疫保护，在血清中可检测到，表示曾经感染过病毒。

在感染初期，人体会产生 IgM 抗体，这是一种早期的免疫反应。IgM 抗体通常在感染后的 1 ~ 2 周内开始升高，并在感染后的 2 ~ 3 周达到峰值。然后，IgM 抗体水平会逐渐下降。

与此同时，人体还会产生 IgA 抗体，这是一种主要存在于黏膜表面的抗体。IgA 抗体的产生也会在感染后的 1 ~ 2 周开始，随后逐渐增加。IgA 抗体的水平通常在感染后的 2 ~ 4 周达到峰值，并在感染后的数月内持续存在。

与 IgM 和 IgA 不同，IgG 抗体的产生需要更长的时间。在感染初期，IgG 抗体水平可能不显著增加。然而，随着时间的推移，IgG 抗体的水平会逐渐升高，并在感染后的几周或几个月内达到峰值。与 IgM 和 IgA 不同，IgG 抗体可以长期存在于体内，提供长期的免疫保护。

免疫反应指示物质是指 IgM 抗体和 IgG 抗体的比值，可以用于判断感染的阶段。

1. VZV 抗体检测适用范围

（1）诊断水痘或带状疱疹感染：通过检测 IgM 抗体的存在，可以判断是否处于活动感染期。

（2）判断免疫状态：通过检测 IgG 抗体的存在和滴度，可以判断是否具有免疫保护能力。

（3）高危人群筛查：对于孕妇、免疫缺陷患者等高危人群，可以进行 VZV 抗体检测，以评估其感染风险和采取相应的预防措施。

2. VZV 抗体检测参考值

（1）VZV IgG 抗体：正常范围为 ≥ 0.90 IU/ml。如果结果低于该值，可能表示尚未感染过水痘病毒或带状疱疹病毒。

（2）VZV IgM 抗体：正常范围为阴性。如果结果阳性，可能表示近期感染了水痘病毒或带状疱疹病毒。

（三）补体测定

补体系统是机体免疫系统的重要组成部分，它包括多种补体蛋白和相关因子。在感染过程中，补体系统可以通过多种途径参与免疫反应，例如直接杀伤病原体、促进炎症反应和激活免疫细胞等。

急性期的带状疱疹患者常常伴有补体系统的激活，可以通过补体结合试验（CH50）和总补体溶血试验（CH100）来评估血清中的补体活性水平，从而反映免疫系统对 VZV 感染的应答能力。

研究表明，在急性期带状疱疹患者中，补体系统的测定结果可能存在一定的变化趋势。一般来说，补体结合试验（CH50）和总补体溶血试验（CH100）的活性水平可能会升高，表明免疫系统对病毒感染做出了应答。这可能是因为病毒感染引发了免疫系统的激活，促使补体系统的活性增加。

临床参考值：

（1）血清 C3 测定：正常范围为 90 ~ 180 mg/dl。如果结果低于该范围，可能表示补体系统活性降低。

（2）血清 C4 测定：正常范围为 10 ~ 40 mg/dl。如果结果低于该范围，可能表示补体系统活性降低。

（3）补体总活性（CH50）测定：正常范围为 30 ~ 60 U/ml。如果结果低于该范围，可能表示补体系统活性降低。

（4）总补体溶血试验（CH100）测定：正常范围为 30 ~ 60 U/mL。如果结果低于该范围，可能表示补体系统活性降低。

（四）细胞免疫功能测定

1. 淋巴细胞亚群分析

淋巴细胞亚群分析是通过流式细胞术来测定不同类型的淋巴细胞数量和比例。在急性期带状疱疹中，T 细胞对于抗病毒免疫起着重要作用。T 淋巴细胞亚群作为免疫系统的重要组成成分，参与了机体中各种重要的免疫应答。因此，我们主要关注 T 细胞亚群的数量和功能状态，以及它们在抗病毒免疫中的表现，根据 T 淋巴细胞的表型和功能特征，可以将其分为不同的亚群。最常见的分类方法之一是根据成熟 T 细胞表达的 CD 抗原将 T 细胞分为 $CD4^+T$ 细胞与 $CD8^+T$ 细胞。

$CD4^+T$ 淋巴细胞根据 T 细胞在免疫应答中发挥的作用可以分为辅助性 T 细胞（helper T cell，Th）、细胞毒性 T 细胞和调节性 T 细胞（regulatory T cell，Treg）。$CD4^+T$ 细胞数量和功能的改变可能会影响免疫系统对病毒的应对能力。在急性期带状疱疹中，我们可以测定 $CD4^+T$ 细胞的数量和比例，以评估免疫功能的损害程度。一般来说，急性期带状疱疹患者的 $CD4^+T$ 细胞数量会下降，这是由于病毒对 $CD4^+T$ 细胞的感染和破坏导致的。而 $CD4^+T$ 细胞的下降会导致免疫功能的损害，使患者更容易发生并发症或病情恶化。

$CD8^+T$ 淋巴细胞亚群主要包括杀伤性 T 细胞（cytoxic T lymphocyte，Tc）和抑制性 T 细胞，我们通过测定 $CD8^+T$ 细胞的数量和功能，可以评估免疫系统对病毒的直接杀伤和抑制能力。急性期带状疱疹的影响下，$CD8^+T$ 细胞的数量和活性会增加，以对抗病毒感染。

值得注意的是，HZ 患者在典型皮疹出现前，T 细胞亚群比值（$CD4^+T/CD8^+T$）就已经开始下降，而在皮疹出现以后，这一比值逐渐升高并在皮损消退后恢复到正常范围，这可能是 VZV 特异性免疫逐渐增强的表现，提示免疫失衡可能是病毒激活的原因之一。

参考值：

（1）CD4⁺T 细胞：正常范围为 25% ~ 55%；

（2）CD8⁺T 细胞：正常范围为 15% ~ 40%；

（3）CD4⁺T/CD8⁺T（T 细胞亚群比值）：正常范围为 0.8 ~ 2.0；

（4）CD4⁺T 细胞绝对计数：正常范围为 500 ~ 1500 个 /μl；

（5）CD8⁺T 细胞绝对计数：正常范围为 200 ~ 1000 个 /μl。

2. 自然杀伤细胞活性测定

NK 细胞活性：NK 细胞活性是指 NK 细胞对靶细胞（如病毒感染细胞）的杀伤能力。在急性期带状疱疹中，由于病毒感染的存在，NK 细胞活性通常会增加。这是因为病毒感染会激活 NK 细胞，使其释放杀伤性物质，从而增强对病毒感染细胞的杀伤作用。一般来说，正常成年人的 NK 细胞活性在 10% ~ 50%。

NK 细胞数量：NK 细胞数量是指体内 NK 细胞的数量。在急性期带状疱疹中，由于病毒感染的存在，体内的 NK 细胞数量可能会增加。这是因为病毒感染会引起免疫系统的激活，从而导致 NK 细胞的增加。一般来说，正常成年人的 NK 细胞数量在 100 ~ 500 个 /μl。

3. 细胞因子测定

（1）白细胞介素 -6（Interleukin-6，IL-6）：IL-6 是一种炎症介质，其水平在急性期带状疱疹中通常升高。IL-6 的升高可能与疾病的严重程度和炎症反应的程度相关。正常参考范围是＜ 5 pg/ml。

（2）肿瘤坏死因子 -α（Tumor necrosis factor-alpha，TNF-α）：TNF-α 是一种炎症介质，其水平在急性期带状疱疹中也常常升高。TNF-α 的升高可能与疾病的严重程度和炎症反应的程度相关。正常参考范围是＜ 10 pg/ml。

（3）白细胞介素 -8（Interleukin-8，IL-8）：IL-8 是一种趋化因子，能吸引和激活白细胞，参与炎症反应。在急性期带状疱疹中，IL-8 的水平可能升高。

（4）白细胞介素 -10（Interleukin-10，IL-10）：IL-10 是一种抗炎细胞因子，能够抑制炎症反应。在急性期带状疱疹中，IL-10 的水平可能升高。

（5）白细胞介素 -1β（Interleukin-1β，IL-1β）：IL-1β 是一种促炎性细胞因子，它在急性期带状疱疹中也会被释放。IL-1β 能够引起局部炎症反应，促进免疫细胞的活化和细胞因子的产生。正常参考范围是＜ 5 pg/ml。

（6）干扰素 -γ（IFN-γ）：IFN-γ 是一种重要的免疫调节因子，它在感染初期被激活并释放。IFN-γ 能够增强免疫细胞的活化和杀伤能力，并参与病毒清除和免疫应答的调节。

二、带状疱疹后神经痛期

带状疱疹后神经痛是带状疱疹感染后常见的并发症，主要表现为持续的神经痛和疼痛敏感性增加。

（一）细胞免疫功能测定

T 淋巴细胞

目前认为，PHN 发生主要与病毒复制引起的神经损伤和炎性反应导致外周及中枢感觉神经元敏化有关。涉及的免疫细胞主要包括 T 淋巴细胞、巨噬细胞、小胶质细胞等。其中 T 淋巴细胞作为细胞免疫的重要组成部分，它们在感染和炎症过程中发挥重要作用。在带状疱疹感染后，T 淋巴细胞的活化和增殖是免疫系统对病毒的应答之一。

诸多研究表明，并发 PHN 的 HZ 患者细胞介导的免疫功能普遍低下，主要表现为 T 淋巴细胞亚群的绝对值数量降低，且外周血中 $CD4^+$ 和 $CD8^+$ T 淋巴细胞的亚群比例发生变化。$CD4^+$ T 细胞的比例相对较低，而 $CD8^+$ T 细胞的比例相对较高。这可能是由于病毒感染后，$CD8^+$ T 细胞在病变组织中急剧增加，而 $CD4^+$ T 细胞的数量相对减少。

此外，研究还发现，PHN 患者的 T 淋巴细胞亚群中，特定的亚群表达发生了变化。例如，在 PHN 患者中，$CD4^+$ T 淋巴细胞中的 Th17 细胞亚群表达减少，Treg 细胞亚群表达增加，导致免疫反应的失衡，进而导致神经炎症的持续存在和神经痛的发生。Treg 细胞属于辅助性 T 淋巴细胞，是一类特异性表达叉头状转录因子或翅膀状螺旋转录因子（fork head box P3，Foxp3），具有主动抑制效应的 T 细胞（effector T cells），发挥免疫抑制、维持免疫耐受，是发挥免疫负调控功能主要的 T 淋巴细胞亚群。Th17 细胞是一类介导炎症反应的 T 细胞亚群，可以刺激多种炎性因子的合成，诱导局部炎症反应，调节体液免疫中抗体的合成。

参考数值：
正常人体外周血中 Treg 细胞的比例为 5% ~ 10%。
正常人体外周血中 TH17 细胞的比例为 1% ~ 3%。

（二）炎症指标测定

后遗神经痛期常常伴有炎症反应，可以通过测定血液中的 C- 反应蛋白（CRP）和白细胞计数来评估炎症程度。

1. C- 反应蛋白（C-reactive protein，CRP）

CRP 是一种急性炎症标志物，可以通过血清测定来评估炎症反应的程度。在 PHN 患者中，CRP 水平可能升高。

2. 白细胞计数

白细胞计数（white blood cell count，WBC）是评估炎症反应的一个常用指标，可以通过血液检查来测定。在 PHN 患者中，白细胞计数可能升高。

3. 红细胞沉降率

红细胞沉降率（erythrocyte sedimentation rate，ESR）简称血沉，是一种非特异性炎症指标，可以通过血液检查来测定。在 PHN 患者中，血沉可能升高。

常见的炎症指标及其正常参考范围：

（1）C- 反应蛋白（CRP）：正常参考范围为 0 ~ 10 mg/L。

（2）白细胞计数（WBC）：正常参考范围为（4 ~ 11）× 10^9/L。

（3）血沉（ESR）：正常参考范围为男性 0 ~ 15 mm/h，女性 0 ~ 20 mm/h。

（4）中性粒细胞计数（neutrophil count）：正常参考范围为（2 ~ 7.5）× 10^9/L。

（5）血小板计数（platelet count）：正常参考范围为（150 ~ 450）× 10^9/L。

（三）神经损伤测定

后遗神经痛期是由于病毒感染引起的神经损伤，可以通过以下检测来评估神经损伤的程度。

1. 血清或血浆中特定蛋白质的测定

可以通过酶联免疫吸附试验、免疫荧光法、免疫印迹等方法来测定血清或血浆中神经损伤标志物的含量。常用的神经损伤标志物包括神经元特异性烯醇化酶（neuron specific enolase，NSE）、谷氨酸脱氢酶（glutamate dehydrogenase，GLDH）、S100B 蛋白等。测定结果可以定量表示标志物的含量，并与正常参考范围进行比较。

参考数值：

（1）血清中的神经生长因子（NGF）水平：正常参考范围为 3.5 ~ 7.5 pg/ml。

（2）神经元特异性烯醇化酶（NSE）：正常参考范围为 0 ~ 16.3 ng/ml。

（3）谷氨酸脱氢酶（GLDH）：正常参考范围为 0 ~ 27 U/L。

（4）S100B 蛋白：正常参考范围为 0.02 ~ 0.1 μg/L。

（5）血清中的肌酸激酶（CK）水平：正常参考范围为男性 50 ~ 170 U/L，女性 30 ~ 135 U/L。

（6）血清中的乳酸脱氢酶（LDH）水平：正常参考范围为男性 140 ~ 280 U/L，

女性 135 ～ 214 U/L。

（7）血清中的白细胞介素 -6（IL-6）水平：正常参考范围为 0 ～ 7 pg/ml。

（8）血清中的肿瘤坏死因子 -α（TNF-α）水平：正常参考范围为 0 ～ 8.1 pg/ml。

2. 神经传导速度的测定

可以通过神经电生理学检查来测定神经传导速度。常用的方法包括神经传导速度（NCS）和肌电图（EMG）。通过测定神经传导速度的变化，可以评估神经损伤的程度和类型。

3. 神经影像学检查

可以通过磁共振成像（MRI）、计算机断层扫描（CT）等方法来检查神经组织的结构和功能。这些检查可以提供有关神经损伤的详细信息，如神经纤维损伤、炎症反应等。

（李灵星　高　瑛）

参考文献

梁慧颖, 李剑楠, 刘洪涛, 等. 基于补体依赖的水痘–带状疱疹病毒中和抗体效价检测方法的建立及应用[J]. 中国生物制品学杂志, 2023, 36(4): 464-468.

第三篇
带状疱疹神经痛的
西医治疗

第七章

急性带状疱疹的处理

第一节　药物治疗

带状疱疹患者出疹后要系统使用抗病毒药物、糖皮质激素、镇痛药物和局部外用药物，药物治疗可减轻炎症、促使皮疹消退，并能降低并发症的发生率。其中，抗病毒药物的机制和应用各有不同，常用的有核苷类药物如阿昔洛韦、伐昔洛韦等，膦甲酸钠静脉滴注兼具抗病毒及调节免疫双向作用。对不同年龄、身体状况的患者，治疗方案不尽相同。糖皮质激素多用于有并发症的带状疱疹较重患者；镇痛药物使用前需要评估疼痛程度，据此由弱至强使用非甾体抗炎药、阿片类药物等；局部可外用抗病毒制剂和镇痛药物，急性渗出时以湿敷收敛为主。

一、外用药

带状疱疹患者在进行常规抗病毒药物治疗的基础上，适当选用一些外用药物作为辅助措施，有积极的治疗作用，可保护皮损部位，减轻局部疼痛，防止继发感染，促进疱疹愈合。近年来有关外用药物治疗带状疱疹的报道很多。

（一）抗病毒外用制剂

1. 阿昔洛韦制剂

阿昔洛韦为核苷类高效广谱抗病毒药，口服或静滴治疗带状疱疹均有较好疗效。但该药口服吸收差，生物利用度较低，而体外局部给药的浓度高于口服给药的 48 倍，目前已用于临床的有软膏剂、霜剂、凝胶剂，可大大提高阿昔洛韦在皮肤局部的生物利用度。

2. 喷昔洛韦制剂

喷昔洛韦是第 3 代核苷类抗病毒药，由于喷昔洛韦口服很难吸收（其前体药泛昔洛韦为口服剂型）常体外局部给药。目前国内已有 1% 喷昔洛韦乳膏剂上市，用于治疗由疱疹病毒引起的各种病毒性皮肤病，其疗效优于 3% 阿昔洛韦软膏。

3. 酞丁安制剂

酞丁安是由我国创制的一种抗病毒药，0.5% 酞丁安搽剂对皮肤黏膜无刺激，止疱、镇痛作用快，脱痂时间短，是治疗带状疱疹、单纯疱疹、尖锐湿疣的良好制剂。

此外，还有 3% 阿糖腺苷乳膏、1% 羰氢萘软膏、1% 司他利霉素乳膏、碘苷制剂、干扰素制剂等可供选择。

（二）麻醉镇痛外用制剂

利多卡因制剂

带状疱疹伴有严重神经痛，用一般解热镇痛药口服或肌注往往不能取得明显效果。含有表面麻醉药物的外用制剂可用于减轻神经痛。局部麻醉药作用于细胞膜，阻滞电压门控钠通道而阻止神经冲动的产生和传导。这种作用可提高动作电位的阈值并减慢动作电位的上升速度，而低浓度的局麻药则可减慢动作电位的传导速度。外用局部麻醉剂在神经病理性疼痛中的作用依赖于一些外周因素，如致敏皮肤纤维的异位放电等。

（1）利多卡因贴片和凝胶：5% 利多卡因凝胶也可用于治疗 PHN。具体用法：将 5% 利多卡因贴片用于疼痛最为剧烈的区域，一次不超过 4 贴，每 24 小时进行更换。5% 利多卡因贴片用于治疗糖尿病性神经痛。

（2）EMLA 霜：EMLA 霜含 2.5% 利多卡因和 2.5% 丙胺卡因，能明显减轻爆发痛和机械性痛觉超敏。EMLA 霜的不良反应及注意事项：一般无不良反应，有时皮肤出现一过性苍白、红斑、水疱、瘙痒等，无须特殊治疗。丙胺卡因有引起高铁血红蛋白血症的危险，因此 EMLA 霜不能用于先天性或原发性高铁血红蛋白血症患者。对局麻药过敏以及局部有伤口感染者禁用。

（三）抗炎镇痛外用制剂

有些抗炎镇痛药的活性成分可穿透皮肤，聚集于皮下组织抗炎，同时很可能作用于皮肤游离神经末梢痛觉感受器，使疼痛减轻。临床外用制剂有扶他林乳胶剂、1% 吲哚美辛乳膏剂、5% 皮考布洛芬霜剂等。

（四）辣椒素制剂

辣椒素介导痛觉和痒觉的传导，局部应用能引起皮肤、黏膜表面产生烧灼感和痛觉。辣椒素伤害感觉神经元末梢被称为香草类物质敏感神经元。其功能为接受伤害刺激，产生冲动向上级神经元发送疼痛或痒信号；也通过痛觉纤维释放多种神经肽，如 P 物质、生长抑素（somatostain）等，从而诱发局部神经炎症和超敏反应。随着给药时间的延长，神经元对辣椒素和其他伤害性刺激产生耐受，从而产生镇痛作用。辣椒素的作用类似把神经切断或结扎，阻断痛觉的同时不影响其他感觉，并有调整交感神经传出活性的作用。高浓度的辣椒素对香草类物质敏感神经元有神经毒作用，引起神经元坏死。辣椒素可防止 P 物质耗竭，抑制 P 物质合成和转运，从而产生持续性镇痛作用。对非神经组织，辣椒素局部作用能使血管扩张，局部皮肤温度升高，加速局部炎症消退。辣椒素在临床上主要以局部用药为主，对病毒感染和糖尿病引起的神经痛有治疗作用。用辣椒素酊治疗 35 例，每日 4 次涂于患处，在第 2、4、8 周观察结果，治愈 29 例（82.8%），显效 4 例，无效 2 例，总有效率 91.4%。外用辣椒素的不良反应是局部烧灼感、皮肤潮红，一般可在治疗过程中逐渐缓解。

（五）其他外用制剂

另外，硼酸洗液、呋喃西林溶液、康复新液、高锰酸钾溶液等局部湿敷，抗菌收敛，均有治疗带状疱疹的报道。有些具有清热解毒、散结祛瘀作用的中成药外用治疗带状疱疹，也可取得满意疗效且有使用方便的特点，如六神丸、牛黄解毒丸、紫金锭、冰黛散、云南白药、南通蛇药、双黄连等。

二、抗病毒药物

研究表明，在患者皮疹出现 72 h 内进行系统抗病毒治疗，可减轻带状疱疹（HZ）急性疼痛、促进皮疹快速愈合，降低并发症的发生率和减轻严重程度。

1. 带状疱疹的一般抗病毒治疗

阿昔洛韦为核苷类抗病毒药，在体内通过干扰病毒 DNA 多聚酶和中止 DNA 链延伸而抑制病毒复制。生物利用度较低，需要大剂量持续给药。作为前体药，伐昔洛韦与泛昔洛韦在体内可分别转化为抗病毒活性化合物阿昔洛韦和喷昔洛韦，维持较高的血药浓度，因此给药频率降低。更昔洛韦为合成的核苷类，在 VZV 感染的细胞内浓度高于正常细胞，作用高效且耐药率低、安全性良好。溴夫定为嘧啶核苷衍生物，口服吸收好、肾毒性低。对核苷类耐药者可选用膦甲酸钠，给药方式以静脉滴注最佳，尤其适用于病毒性脑炎和免疫力低下患者，不可与肾毒性药物联用。西咪替丁可调节免疫、抗病毒，并阻断外周感觉神经达到镇痛作用。

抗病毒药物常见不良反应有头痛、恶心、呕吐和皮肤瘙痒等。Lam 等一项回顾性研究显示，与泛昔洛韦相比，口服阿昔洛韦和伐昔洛韦并不会增加急性肾损伤的风险，而静脉注射阿昔洛韦则和急性肾损伤有关。该药可在肾小管结晶沉淀，进而导致梗阻及细胞坏死。因此，静脉注射阿昔洛韦是肾病患者的绝对禁忌。

2. 带状疱疹孕妇的抗病毒治疗

HZ 不会导致胎儿死亡率或致畸率增加，也很少致其发生水痘。但是 HZ 给孕妇带来较大的心理负担，也会产生较为严重的并发症。对此类患者，合理的治疗可减轻其心理负担、减少 HZ 病毒传播。研究表明，阿昔洛韦、伐昔洛韦和泛昔洛韦可用于治疗妊娠期 HZ，在怀孕前 3 个月使用这些药物，不会增加畸形、早产、出生缺陷等风险。阿昔洛韦是妊娠早期的首选药物，用阿昔洛韦 + 对乙酰氨基酚治疗 HZ 神经痛的 28 周初孕妇，药物反应良好。不推荐使用疫苗预防。

3. 带状疱疹儿童的抗病毒治疗

HZ 在儿童中很少见，如果儿童在感染 3 周后病变仍继续进展，应考虑潜在免疫缺陷。新生儿与婴儿 HZ 可能为母亲怀孕期间感染病毒所致，2 个月内婴儿发生水痘可在 10 岁内出现带状疱疹。新生儿除非发生严重感染或眼部受累，否则不予治疗。青春期前儿童，不常规用药，患有眼部并发症、免疫功能低下或者恶性肿瘤的，可口服阿昔洛韦。

4. 老年带状疱疹患者的抗病毒治疗

老年 HZ 患者，常有多种合并症并伴较严重的 HZ 相关疼痛。建议心理疏导，尽快使用抗病毒药物、镇痛药物，并早期对抗神经痛。在 HZ 发作后 3 ~ 12 个月，50 岁以上的人比普通人群有更高的卒中或心肌梗死的风险，推荐 > 50 岁的患者抗病毒治疗。口服抗病毒治疗均 7 d 为一个疗程，阿昔洛韦 800 mg，每日 5 次；溴夫定 125 mg，每日 1 次，连用 7 天；伐昔洛韦 300 mg，每日 2 次，连用 10 天。需注意，头痛、头晕、意识模糊、震颤、抽搐等药物不良反应在老年 HZ 患者治疗过程中发生率较年轻 HZ 患者高；同时，药物剂量需要根据肌酐数值进行调整。重组 HZ 疫苗最近已在部分国家获批，为老年 HZ 带来新的预防措施。

5. 免疫力低下的带状疱疹患者抗病毒治疗

抗病毒药物能预防造血干细胞移植术后、人类免疫缺陷病毒感染等免疫低下患者发生 HZ。膦甲酸钠能促进患者免疫功能尽快恢复，维持 T 淋巴细胞亚群的平衡，利于缓解神经疼痛，促使病情转归。一些自身免疫病如系统性红斑狼疮、类风湿关节炎等患者，发生 HZ 应当考虑暂停免疫抑制剂的使用。

6. 肾功能异常的带状疱疹患者的抗病毒治疗

肾功能受损的 HZ 患者，口服抗病毒药建议使用溴夫定，该药较少通过肾脏代谢。必要时，适量阿昔洛韦静脉滴注，同时需严格监测患者肾功能。

三、非甾体抗炎镇痛药物

镇痛药物是治疗急性带状疱疹的重要步骤。在使用上述治疗药物的同时配合非甾体抗炎镇痛药物（NSAID）可有效控制剧烈疼痛，可降低淋巴细胞活性，HZ疼痛主要为周围神经干的炎性反应，此类药可减少对外周神经末梢的刺激，有效抑制对致痛物的敏感程度。如吲哚美辛、阿司匹林、布洛芬、对乙酰氨基酚等。该类药应该特别注意其胃肠道的不良反应，老年患者应该警惕发生消化道出血的危险。

四、免疫调控药

在带状疱疹急性期，患者的细胞免疫功能受到抑制，机体对病原体的杀伤和清除能力减弱。因此，在早期抗病毒治疗的同时，要保护并加强机体的免疫功能。

1. 胸腺肽（thymic peptide）

用于带状疱疹的治疗，可以提高患者细胞免疫功能，同时避免联用糖皮质激素所产生的不良反应。

2. 卡介菌多糖核酸（BCG-PSN）

含有多种免疫活性物质，能够调节患者细胞免疫功能，临床上已用于多种病毒性疾病的治疗。

3. 丙种球蛋白（VIG）

本品含广谱的 IgG 抗体，能够中和致病抗原、抗炎。

4. 转移因子（TF）

本品能够双向调节免疫功能，促进带状疱疹患者皮疹消退、抗炎和减轻疼痛。

5. 草分枝杆菌系多功能免疫增强剂

增强 Th 细胞活性，刺激 B 细胞增殖分化，形成特异性抗体；同时增强细胞免疫，显著增强 NK 细胞活性。

五、吗啡类药物

吗啡类药物可以通过作用于中枢神经系统的阿片受体，减轻疼痛感知，用于缓解带状疱疹引起的疼痛。长期应用吗啡类药物会产生包括镇静、精神症状及滥用等不良反应，所以带状疱疹患者应用此类药存在争议。但对一些心肝肾功能不全及一些老年患者对其他药物不能耐受的患者，阿片类药物是一个很好的选择。但吗啡类药物在治疗带状疱疹时需要谨慎使用。首先，吗啡类药物可能引起一系列不良反应，包括呼吸抑制、便秘、恶心、呕吐、头晕等。其次，长期使用吗啡类药物可能导致药物依赖和滥用的风险。因此，在使用吗啡类药物时，应严格控制剂量和使用时间，避免滥用和依赖的发生。

第二节 物理疗法

一、光疗法

1. 激光

其穿透性强，对机体能产生较强刺激作用，影响细胞膜的通透性，刺激各种酶并增加其活性，直接刺激神经末梢及神经体液系统，使其电位发生变化，引起冲动，降低神经末梢兴奋性，同时可使组织内镇痛物质即吗啡样物质释放，局部 5-羟色胺含量降低，从而起到镇痛作用。目前报道常用的有半导体激光、氦氖激光、二氧化碳激光、超激光和红光。

2. 紫外线

局部照射紫外线可引起真皮中大量 T 细胞凋亡，抑制朗格汉斯细胞的抗原提呈功能，明显抑制淋巴细胞增殖，且白介素 2（IL-2）、干扰素等明显降低，能减轻炎性反应，可加速受损皮肤的修复和愈合。使用紫外线治疗带状疱疹，可明显缩短病程，减轻症状，促进炎性渗出物吸收、疱疹消退和镇痛，且紫外线有局部杀菌能力，可防止继发细菌感染。目前用于治疗的主要是窄频 -UVB（311 ~ 315 nm），作用效果良好且简便易用，极易被患者所接受。还有报道用 UV-N-2 型光治疗仪（大部分为长波紫外线，占能量的 73%）和紫外线负氧离子喷雾照射治疗本病，具有良好的镇痛作用。

3. 红外线

红外线被组织吸收后转变为热能，可使局部血管扩张，加速代谢，加快细胞的再生和修复过程；降低末梢神经的兴奋性，从而解痉镇痛。

4. 红光

红光的生物作用主要是光化学作用，而不是热作用。国外学者认为，对红光区吸收最大的是线粒体，在红光照射以后可以使线粒体的过氧化氢酶活性增加，加速细胞的新陈代谢，增加糖原含量、蛋白合成和三磷酸腺苷的分解，因而促进细胞合成，促进伤口和溃疡的愈合，加速受损神经的再生。同时也有提高机体免疫功能的作用，使机体的防御功能增强。此外，在炎症的早期和中期，局部组织的 5- 羟色胺（5-HT）含量增加，使机体产生疼痛，而用红光照射后可以使 5-HT 含量降低，从而起到镇痛的作用。

二、冷冻疗法

冷疗法是利用低于人体温度且在 0℃ 以上的低温刺激来治疗疾病的方法。

（一）冷疗法的治疗作用

（1）降低感觉神经末梢的兴奋性和神经传导速度，掩盖或阻断疼痛向中枢的传导，故可镇痛。

（2）阻滞运动神经的传导，肌肉的张力和收缩力下降，从而缓解肌肉痉挛。

（3）收缩血管，降低血管通透性，因而可止血，减少渗出和水肿。

（4）降低体温，使组织代谢降低。

（二）操作技术

1. 敷贴法

临床常用，如冰袋法，将冰袋敷于局部，或缓慢移动摩擦，持续 15 ~ 20 分钟。

2. 致冷剂喷雾法

将氯乙烷等易蒸发的冷冻剂用喷雾器喷射到患部，间歇进行如喷 5 秒停 30 秒，反复多次至皮肤苍白，头面部禁用致冷剂喷雾法。

3. 冷疗机法

根据患部大小和病情需要选用治疗机头和温度。治疗机头在患部皮肤上固定或缓慢移动 10 ~ 20 min。

三、超声波疗法

超声波疗法是应用频率 20 000 Hz 以上的机械振动波来治疗疾病的方法。利用超声波将药物透入人体的方法为超声药物透入疗法。

治疗作用：超声波的机械振动作用于人体产生微细按摩、热和多种理化效应。

神经组织对超声波很敏感,小剂量的超声波能降低神经兴奋性,减慢神经传导速度,因而有良好的镇痛作用。此外,超声波被人体组织吸收后转变为热能产生温热作用。超声波的机械作用和温热作用均可促发若干物理化学作用。研究表明,超声波促进血液循环,提高细胞膜的通透性,改善组织营养与代谢,从而消炎消肿,缓解炎性疼痛,提高组织再生能力,使病变的结缔组织变软、变长,具有抗炎、软化瘢痕的作用。

超声波对颞颌关节痛、面部痛、颈肩痛、腕管综合征等疼痛疾病的疗效确切。它的治疗作用来源有两个:一是超声波在递质中前进时所产生的机械效应,称为行波场中的机械效应;二是超声波在递质中传播时由反射而产生的机械效应,称为驻波场中的机械效应。前者由于超声波振动使人体组织中各质点受到交替变化的压缩和伸张产生正压和负压,并由此而得到巨大的加速度;后者由反射波和前进波的干涉而形成,可影响人体组织张力、压力,使机体质点获得更为巨大的加速度,使离解的液体内不同质量的离子获得不同的运动速度。质点大的离子落后于质点小的离子,离子之间便发生相对运动,产生摩擦而形成能量。超声波机械效应可引起机体若干反应。超声波振动可引起组织细胞内物质运动,从而显示出一种微细的按摩作用;可引起容积变化,产生细胞浆流动,细胞质颗粒振荡、旋转、摩擦;可刺激细胞半透膜的弥散过程,引起扩散速度和膜渗透性改变;促进新陈代谢,加强血液和淋巴循环,改善组织营养,改变蛋白合成率,提高再生功能等。小剂量刺激结缔组织增生、骨痂生长。加大剂量则软化瘢痕,松解粘连,抑制骨痂生长。作用于神经节产生相应的调节自主神经的作用。

超声药物透入疗法兼具超声和药物的综合作用。操作技术有直接法和间接法(水下法和水囊法等)两种。多用直接固定法和直接移动法:在治疗部位均匀涂以接触剂(石蜡、凡士林、甘油、水等混合而成),超声头紧贴皮肤不动或缓慢移动。固定法时声强 $0.1 \sim 0.5$ W/cm^2,每次 $3 \sim 5$ 分钟;移动法时声强 $0.5 \sim 1.5$ W/cm^2,每次 $5 \sim 15$ 分钟,可根据病灶大小调整。连续输出时的声强要比脉冲输出时小。

四、磁疗法

磁疗可以促进血液循环,加速炎症渗出物的吸收消散,解除炎症肿胀对神经末梢的压迫作用;有明显改善微循环的作用,可以促进组织细胞的营养和新陈代谢,有利于受损神经纤维的修复;还能降低末梢神经兴奋性而镇痛。包括 TDP(特定电磁波谱治疗仪)、微波、超短波,还有报道指出脉冲短波加脉冲电磁场与高电位疗法联合治疗 PHN，疗效确实，安全无副作用，价格便宜，有临床推广价值。

（黄爱苹）

参考文献

［1］高崇荣, 王家双. 神经性疼痛诊疗学[M]. 郑州: 郑州大学出版社, 2006.
［2］魏敏, 闫言. 带状疱疹的药物治疗进展[J]. 临床药物治疗杂志, 2019, 11(17): 33-36.
［3］徐红. 带状疱疹的外用药物治疗[J]. 药物与临床. 2001, 5(16): 38-40.

第八章

带状疱疹神经痛药物疗法

治疗带状疱疹神经痛的方法多种多样，药物治疗是最基础的。由于带状疱疹神经痛的机制复杂、病理过程复杂，仅靠单一种药物不能很好及完全控制疼痛，通常需要多种不同种类及不同作用机制的药物联合治疗。

目前，常用于治疗带状疱疹神经痛的药物包括离子通道调节剂、抗惊厥药、抗抑郁药、非甾体抗炎药、麻醉性镇痛药、局部麻醉药、外用药等，其中离子通道调节剂、抗惊厥药和抗抑郁药在常规疼痛治疗中是辅助性用药，但在带状疱疹神经痛的治疗中是一线用药，发挥着重要的作用。

第一节　离子通道调节剂

离子通道是一类贯穿细胞膜脂质双层的、中央带有亲水性孔道的膜蛋白，是神经、骨骼肌、心肌细胞等生物电产生的基础。离子选择性和门控性是离子通道的两个重要特征。离子通道的离子选择性，是指每种通道都对一种或几种离子有较高的通透能力，其他离子则不易或不能通过。根据离子选择性，可分为钠通道、钙通道、钾通道、氯通道、非选择性阳离子通道等。根据引起门控过程的因素和门控过程的机制不同，离子通道又可分为电压门控通道（voltage-gated ion channel）、化学门控通道（chemically-gated ion channel）和机械门控通道（mechanically-gated ion channel）等。通道的开、闭受膜两侧电位差控制的离子通道，称为电压门控通道，如钠通道、钙通道、钾通道等。

离子通道功能的改变是炎症或神经病理性损伤后，外周伤害性感受神经纤维兴奋性增加（外周敏化）、中枢伤害性刺激传递过程的变化（中枢敏化）及脱抑制作用的分子基础。随着现代技术的发展及对神经病理性疼痛（Neuropathic Pain, NP）发生发展认识的加深，各型离子通道在疼痛机制中的作用会逐渐被阐明，为神经病理性疼痛的治疗确立了准确有效的新靶点，尤其是特异性离子通道亚型阻滞剂的研究，将成为今后研究的新方向。

一、钙离子通道调节剂

电压依赖型钙通道（voltage-dependent calcium channels，VGCC）广泛存在于哺乳动物的神经系统中，影响多种生理过程如兴奋 – 收缩偶联、递质释放、神经分泌、细胞内代谢和基因表达。根据钙通道的电生理性质与药理学特点，可分为 T、L、N、P/Q、R 型等。VGCC 的亚单位主要是 α_1、$\alpha_2\delta$、β 和 γ 亚单位，其中 α_1 亚单位是构成钙通道孔道结构的主要单位。根据构成钙通道 α 亚单位基因序列的同源性不同又可分为 Cav1、Cav2、Cav3。Cav1 编码 L 型 α_1 亚单位，Cav2.1、Cav2.2、Cav2.3 分别编码 P/Q、N 和 R 型，Cav3 编码 T 型。不同亚型的钙通道在神经系统不同部位的作用不同。

其中 N 型钙通道主要作用是调控去极化诱导的钙离子内流，其大量存在于 DRG 及脊髓背角感受伤害性刺激的神经元上，而且在延髓、中脑、丘脑、大脑皮质浅层等突触分布密集区域均有分布，这是 N 型钙通道参与疼痛的传递及调节的解剖基础。位于疼痛传递及调控通路的 N 型钙通道参与外周敏化和中枢敏化具有重要作用。

（一）普瑞巴林

普瑞巴林是第二代钙离子通道调节剂，与中枢神经系统中 $\alpha_2\delta$ 位点（电压门控钙通道的一个辅助性亚基）有高度亲和力。普瑞巴林的作用机制尚不明确，在动物模型中的镇痛及抗惊厥作用可能与普瑞巴林与 $\alpha_2\delta$ 亚基的结合有关。体外研究显示，普瑞巴林可能通过调节钙通道功能而减少一些神经递质的钙依赖性释放。

γ- 氨基丁酸（γ-aminobutyric acid，GABA）受体具有 3 种亚型，即 GABAA 受体、GABAB 受体和 GABAC 受体。GABAB 受体为代谢型受体，GABAA 受体和 GABAC 受体为离子型受体，在中枢神经系统及外周组织中起到关键作用。虽然普瑞巴林是抑制性神经递质 GABA 的结构衍生物，但它并不直接与 GABAA、GABAB 或苯二氮䓬类受体结合，不增加体外培养神经元的 GABAA 反应，不改变大鼠脑中 GABA 浓度，对 GABA 摄取或降解无急性作用。但是研究发现，体外培养的神经元长时间暴露于普瑞巴林，GABA 转运蛋白密度和功能性 GABA 转运速率增加。普瑞巴林不阻滞钠通道，对阿片类受体无活性，不改变环加氧酶活性，对多巴胺及 5- 羟色胺受体无活性，不抑制多巴胺、5- 羟色胺或去甲肾上腺素的再摄取。

普瑞巴林主要经肾脏排泄，对于肾功能减退的患者，应调整剂量。普瑞巴林主要以原形的形式经尿液排泄，可忽略其在人体内的代谢。离体研究显示，普瑞巴林不抑制药物代谢，也不与血浆蛋白结合，普瑞巴林几乎不与其他药物发生药代动力学的相互作用。在动物研究中没有观察到普瑞巴林与苯妥英、卡马西平、丙戊酸、拉莫三嗪、加巴喷丁、劳拉西泮、羟考酮或乙醇之间发生临床相关药代动力学的相互作用。

1. 适应证

带状疱疹后神经痛，纤维肌痛。

2. 临床应用

每次 75 mg 或 150 mg，每日 2 次。可在一周内根据疗效及耐受性增加至每次 150 mg，每日 2 次。服用 300 mg/d，2 ~ 4 周后疼痛未得到充分缓解，如可耐受，可增至每次 300 mg，每日 2 次（600 mg/d）。

3. 不良反应

最常出现的是嗜睡、头晕、口渴、外周水肿等。但是这些不良反应会随着治疗的进行自行缓解，所以不必中止治疗。用药应遵循夜间起始、逐渐加量和缓慢减量的原则。如需停用普瑞巴林，建议至少用 1 周时间逐渐减停，否则会出现相关撤药反应。

（二）加巴喷丁

加巴喷丁为一种 GABA 类似物，但它无直接的 GABA 能作用，也不影响 GABA 的摄取或代谢，其结合部位是一种电压依赖性钙通道亚单位 $\alpha_2\delta$，它们结合后所产生的一系列变化或许是其发挥镇痛作用的一种重要机制。目前，加巴喷丁的具体作用机制尚不清楚，可能存在多种作用途径：①对 GABA 介导传入通路的抑制（减少兴奋性传入信号）引起中枢神经系统作用（有效作用在脊髓和大脑水平）；②通过增加神经末梢释放 GABA、增加谷氨酸脱羧酶活性或降低 GABA 的降解，发挥 GABA 能作用；③ N- 甲基 -D- 天冬氨酸受体（N-methyl-D-aspartic acid receptor，NMDA 受体）拮抗作用，此作用已有证据支持；④中枢神经系统钙通道的拮抗作用和对外周神经的抑制作用。研究显示，加巴喷丁结合 $\alpha_2\delta$ 产生镇痛作用，坐骨神经结扎的大鼠疼痛模型中，脊髓背角 $\alpha_2\delta$ 亚单位与加巴喷丁结合增加，而且证实加巴喷丁的抗疼痛效力与它和 $\alpha_2\delta$ 亚单位相结合的程度成正比。

1. 适应证

带状疱疹感染后神经痛，癫痫。

2. 临床应用

加巴喷丁起始量为 100 mg，每日 3 次，以后逐渐增加，直至疼痛缓解。一般有效量为每日 900 ~ 1800 mg，最大用药量可达 3600 ~ 4800 mg/d。国外临床研究中，在每天 1.8 ~ 3.6 g 剂量范围内其疗效相当，每天超过 1.8 g 的剂量未显示出更多益处。

3. 不良反应

主要是眩晕，嗜睡，以及周围性水肿。与其他抗惊厥药合用时，常见嗜睡、头昏、乏力和共济失调，一般较轻，用药 2 周后可消失，常不需停药。在治疗过程中，加巴喷丁的停药或新治疗方案的加入均需逐渐进行，时间最少为 1 周。

4. 药物相互作用

同时使用吗啡治疗的患者加巴喷丁的血药浓度可能会升高。应仔细观察患者是否出现嗜睡等中枢神经系统抑制现象，应适当减少加巴喷丁或吗啡的剂量。

二、钠离子通道调节剂

钠离子通道选择性地允许钠离子跨膜运输，主要功能是维持细胞膜的兴奋性及其传导。钠通道的运输、分布、密度，以及通道本身的内在特性与神经元的兴奋性密切相关，神经元的异常兴奋是神经病理性疼痛产生的主要原因之一，感觉神经元的钠通道参与了伤害性疼痛信息的传导，不同状态下钠通道发生相应的变化。钠通道可根据被河豚毒素（TTX）阻断的敏感性分为 TTX 敏感型（TTX-S）和 TTX 不敏感型（TTX-R），TTX-R 型钠通道包括 Nav1.5、Nav1.8、Nav1.9，其余的均为 TTX-S 钠通道。研究显示 Nav1.3 和 Nav1.8 在慢性疼痛的调节中具有重要的作用，所以选择性抑制 TTX-R 型钠通道表达、降低敏感性可作为高效、特异性治疗神经病理性疼痛的治疗方法。

在神经损伤性实验中发现电压依赖性的 Na^+ 通道是神经病理性疼痛有效的镇痛靶点。目前临床上使用的麻醉药，能特异性阻断电压依赖性钠离子通道。

利多卡因是一种酰胺类局麻药，通过阻滞电压依赖钠离子通道，降低初级传入神经疼痛感受器产生的异常冲动来发挥镇痛作用。起效快、作用强而持久，安全范围较大，能穿透黏膜，可用于各种局部麻醉（局麻）。临床主要用于神经阻滞和硬膜外麻醉。

1. 适应证

为局麻药及抗心律失常药。主要用于浸润麻醉、硬膜外麻醉、表面麻醉及神经传导阻滞。本品也可用于急性心肌梗死后室性早搏和室性心动过速，亦可用于室性心律失常。

2. 临床应用

主要用于：①硬脊膜外阻滞，胸腰段用 1.5% ~ 2.0% 利多卡因，250 ~ 300 mg。②浸润麻醉或静注区域阻滞，用 0.25% ~ 0.5% 利多卡因，50 ~ 300 mg。③外周神经阻滞，臂丛（单侧）用 1.5% 利多卡因，250 ~ 300 mg；肋间神经（每支）用 1% 利多卡因。

3. 不良反应

①作用于中枢神经系统，引起嗜睡、感觉异常、肌肉震颤、惊厥昏迷及呼吸抑制等不良反应；②可引起低血压及心动过缓。

（谷　桢）

第二节　抗惊厥药

抗惊厥药治疗带状疱疹神经痛的主要机制有：减少神经元 Na^+ 和 Ca^{2+} 的内流，直接和间接加强 GABA 的抑制作用，通过消耗神经递质谷氨酸的存储或阻断谷氨酸的 NMDA 受体作用位点，以减少兴奋性神经递质谷氨酸的活性。其镇痛机制未明，可能与其抑制外周神经元的异常放电有关。抗惊厥药最初用于治疗神经病理性疼痛，现在则被广泛应用于治疗慢性疼痛，特别是有针刺样痛、放电样痛、撕裂样痛、烧灼样痛和麻木样痛。

（一）卡马西平

卡马西平（carbamazepine），治疗浓度时能阻滞 Na^+ 通道，抑制周围神经元放电。卡马西平对中枢性疼痛，如三叉神经痛和舌咽神经痛有效，疗效优于苯妥英钠。带状疱疹发作在头面部三叉神经支配区，如果使用普瑞巴林效果不佳，可考虑使用卡马西平。

1. 适应证

卡马西平主要用于：①癫痫部分发作，复杂部分性发作，简单部分性发作。原发或继发性全身强直 – 阵挛发作，混合型发作。可单独或与其他抗惊厥药物合并服用。对失神发作和肌阵挛发作无效。②三叉神经痛，由于多发性硬化症引起的三叉神经痛，原发性三叉神经痛，原发性舌咽神经痛。2007 年加拿大疼痛协会指南仅推荐卡马西平用于治疗三叉神经痛（原发性），不推荐用于治疗其他神经病理性疼痛。

2. 临床应用

初始剂量每次 100 ～ 200 mg，每天 1 ～ 2 次；逐渐增加剂量直至最佳疗效（通常为每次 400 mg，每日 2 ～ 3 次）。某些患者罕有需加至每天 1600 mg。治疗三叉神经痛：初始剂量 200 ～ 400 mg/d，逐渐增加至疼痛缓解（通常每次 200 mg，每日 3 ～ 4 次），随后剂量逐渐减小至最低可维持剂量。推荐老年患者的初始剂量为每次 100 mg，每日 2 次。

3. 不良反应

用药早期可出现多种不良反应，如头昏、眩晕、呕吐和共济失调等，亦可有皮疹和心血管反应，但一般并不严重，不需中断治疗，1 周左右逐渐消退。少见而严重的不良反应，包括骨髓抑制（再生障碍性贫血、粒细胞减少和血小板减少）、肝损害和心血管性虚脱。和其他药物联合使用时应小心，因为有很多文献报道卡马西平能减少各种肝脏细胞色素酶 P450 而影响药物代谢，可能导致很多不可预料的药物间反应。

（二）奥卡西平

奥卡西平（oxcarbazepine）是卡马西平的 10- 酮基衍生物，1999 年开始用于临床，药效与卡马西平相似或稍强，对大脑皮质运动有高度选择性抑制作用。奥卡西平在临床上主要用于对卡马西平有过敏反应者，可作为卡马西平的替代药物应用于临床。对于复杂性部分发作、全身强直阵挛性发作效果较好。对糖尿病神经病变、偏头痛、带状疱疹后神经痛和中枢性疼痛也有效。

1. 适应证

用于治疗癫痫原发性全面性强直 – 阵挛发作和部分性发作，伴有或不伴有继发性全面性发作。

2. 临床应用

起始剂量可以 600 mg/d［（8 ～ 10）mg/（kg·d）］，分 2 次给药。每隔 1 个星期增加每天的剂量，每次增加剂量不要超过 600 mg。每日维持剂量范围在 600 ～ 2400 mg，绝大多数患者对每日 900 mg 的剂量即有效果。

3. 不良反应

不良反应较卡马西平轻，诱导肝药酶程度轻，毒性低，常见的为头晕、疲劳、眩晕、头痛、复视、眼球震颤，过量后可出现共济失调，严重的有血管性水肿、重症型多形性红斑及多器官过敏反应等，奥卡西平的低钠血症发生率高于卡马西平。

（三）苯妥英钠

苯妥英钠（phenytoin sodium）又名大仑丁，为二苯乙内酰脲的钠盐，是最常用的抗惊厥药。1942年古伊南（Bergouignan）报道苯妥英钠治疗三叉神经痛有效后，其成为第一个治疗神经病理性疼痛的抗惊厥药。

1. 药理作用

苯妥英钠具有膜稳定作用，可降低细胞膜对 Na^+ 和 Ca^{2+} 的通透性，抑制 Na^+ 和 Ca^{2+} 内流，降低细胞膜的兴奋性，使动作电位不易产生，抑制异常放电向病灶周围的正常脑组织扩散。这种作用除与其抗癫痫作用有关外，也是其治疗三叉神经痛等中枢疼痛综合征和抗心律失常的药理作用基础。

2. 临床应用

治疗三叉神经痛和舌咽神经痛等中枢疼痛综合征。此类神经痛放电活动与癫痫类似，可引起剧烈疼痛。苯妥英钠能使疼痛减轻，减少发作，可能与其稳定神经细胞膜有关。

3. 不良反应

除对胃肠道有刺激外，苯妥英钠的其他不良反应都与血药浓度大致平行。一般血药浓度在 20 μg/ml 左右可出现毒性反应，包括眩晕、共济失调、头痛和眼球震颤等；血药浓度大于 40 μg/ml 可致精神错乱；50 μg/ml 以上出现严重昏睡以至昏迷，过敏反应如皮疹亦较常见，还可见粒细胞缺乏、血小板减少、再生障碍性贫血。偶见肝脏损害。应定期做血常规和肝功能检查。妊娠早期用药偶致畸胎，如腭裂等。静脉注射过快时，可致心律失常、心脏抑制和血压下降，宜在心电图监护下进行。

4. 药物相互作用

保泰松、苯二氮䓬类、磺胺类、水杨酸类及口服抗凝药等可与本品竞争血浆蛋白的结合部位，使本品游离型血药浓度增加。异烟肼、氯霉素等通过抑制肝药酶可提高本品的血药浓度；而苯巴比妥和卡马西平等通过肝药酶诱导作用加速本品的代谢而降低其血药浓度和药效。

（四）拉莫三嗪

拉莫三嗪（lamotrigine）为苯三嗪类衍生物，是一种较新的抗惊厥药。和传统药物相比，具有较轻的镇静作用和精神运动性效应，作用与苯妥英钠、卡马西平相似，能阻滞电压依赖性 Na 通道，抑制神经元去极化引起持续反复放电，并可能作用于谷氨酸能神经兴奋性突触而抑制谷氨酸释放。

1. 药理作用及机制

拉莫三嗪为电压敏感性 Na^+ 通道阻滞剂，通过减少 Na^+ 通道的 Na^+ 内流而增加神经元的稳定性。也可作用于电压门控 Ca^{2+} 通道减少谷氨酸的释放而抑制神经元过度兴奋。在体外培养神经元中，可抑制兴奋性神经递质谷氨酸诱发的爆发性放电；阻滞癫痫病灶异常高频放电和神经细胞膜去极化，从而阻止病灶异常放电，但不影响正常神经兴奋传导。

2. 临床应用

拉莫三嗪对神经病理性疼痛如顽固性三叉神经痛、持续性中枢痛、卒中后疼痛、人类免疫缺陷病毒相关的外周神经病等有效。口服给药剂量范围比较宽，50 ～ 400 mg/d，分次给药。与有药酶诱导作用的药物合用时，拉莫三嗪须从 50 mg/d 开始，用药 2 周后每周将每日量增加 100 mg，至 300 ～ 500 mg/d，分 2 次服。

3. 不良反应

可见头昏、共济失调、嗜睡、头痛、复视、视力模糊、恶心、呕吐和皮疹等。与其他抗惊厥药合用时，上述不良反应相当普遍。约10%的患者因不能耐受而停药。偶见弥散性血管内凝血。

（谷 桢）

第三节 抗抑郁药

抗抑郁药是治疗慢性疼痛最常用的药物。有证据表明，抗抑郁药的镇痛作用并不是由其抗抑郁作用介导的，其对慢性疼痛治疗的起效时间比对某些抑郁症的起效时间快得多（3 ～ 7 天对 14 ～ 21 天）。抗抑郁药的镇痛机制比较复杂，在慢性疼痛治疗中，抗抑郁药可能是通过一种或几种机制发挥临床镇痛作用。主要包括以下机制：①抑制脑干 - 脊髓背角的疼痛抑制系统，这涉及导水管周围灰质区的内啡肽和中缝核的 5-HT 镇痛系统。选择性 5-HT 再摄取抑制剂（SSRIs）就是通过此发挥作用。②影响到蓝斑核的去甲肾上腺素（NE）镇痛系统。选择性去甲肾上腺素回吸收抑制剂（SNRIs）是通过该机制发挥作用。③镇痛应用最多的三环类抗抑郁药，除了抑制 5-HT 和 NE 再摄取外，还具 NMDA 受体拮抗药作用、钙离子通道和钠离子通道阻断作用以及抗组胺作用（促进睡眠有利于镇痛）等。抗抑郁药物虽然有多种作用机制，但抗抑郁药对情绪和疼痛的作用之间没有相关性，无论患者是否伴有抑郁状态，抗抑郁药均能对其产生镇痛作用。

目前常用于治疗神经病理性疼痛的抗抑郁药主要有以下几类。

一、三环类抗抑郁药

由于这些药物结构中有2个苯环和1个杂环,故统称为三环类(TCAs)抗抑郁药。常用的有丙米嗪(Imipramine)、阿米替林(amitriptyline)、多塞平(doxepin)等。

在作用机制上,三环类抗抑郁药属于非选择性单胺摄取抑制剂,主要抑制 NA 和 5-HT 的再摄取,从而增加突触间隙这两种递质的浓度。大多数 TCAs 具有抗胆碱作用,引起口干、便秘、排尿困难等不良反应。

（一）丙米嗪

丙米嗪可用于治疗多种慢性神经痛（如糖尿病性神经病变、肌肉骨骼痛、偏头痛和紧张性头痛）。

1. 临床应用

开始每次 25 ~ 50 mg,每日 2 次,早上与中午服用,晚上服药易引起失眠,不宜晚上使用。以后逐渐增加至每日总量 100 ~ 250 mg。高量:每日不超过 300 mg。维持量每日 50 ~ 150 mg。

2. 不良反应

常见的不良反应有口干、扩瞳、视力模糊、便秘、排尿困难和心动过速等抗胆碱作用,还出现多汗、无力、头晕、失眠、皮疹、体位性低血压、反射亢进、共济失调、肝功能异常、粒细胞缺乏症等。因抗抑郁药易致尿潴留和升高眼内压,故前列腺肥大及青光眼患者禁用。

（二）阿米替林

阿米替林是临床上常用的三环类抗抑郁药,其药理学特性及临床应用与丙米嗪极为相似。与后者相比,阿米替林对 5-HT 再摄取的抑制作用明显强于对 NA 再摄取的抑制,镇静作用和抗胆碱作用也较明显。

1. 临床应用

阿米替林治疗带状疱疹神经痛的镇痛作用得到大家认可,推荐首剂应睡前服用,每次 12.5 ~ 25 mg,根据患者反应可逐渐增加剂量,每日最大剂量 150 mg。特别是对 60 岁以上的老年患者,从小剂量开始,缓慢增加非常必要。

2. 不良反应

阿米替林的不良反应与丙米嗪相似,但比较严重,偶有加重糖尿病症状的报道。

（三）多塞平

多塞平作用与丙米嗪类似，抗抑郁作用比后者弱，抗焦虑作用强，镇静作用和对血压的影响也比丙米嗪强，但对心脏影响较小。

1. 临床应用

临床主要用于由精神因素引起的头痛、特发性三叉神经痛和慢性颈背疼痛患者，其治疗慢性疼痛的剂量明显低于发挥抗抑郁疗效所需剂量，在治疗带状疱疹神经痛中，推荐剂量为 75 mg/d。由于慢性疼痛患者的典型特征是缺乏休息、易怒、情绪不稳定，镇静剂往往比刺激性药物更受欢迎。

2. 不良反应和注意事项

与丙米嗪类似。慎用于儿童和孕妇，老年患者应适当减量。

二、NA摄取抑制药

NA 摄取抑制药（noradrenaline reuptake inhibitors，NRIs）可选择性抑制 NA 的再摄取，主要用于以脑内 NA 缺乏为主的抑郁症，尤其适用于尿检 MH-PG（NA 的代谢物）显著减少的患者。这类药物的特点是奏效快，而镇静作用、抗胆碱作用和降压作用均比 TCAs 弱。常用的药物：去甲替林、地昔帕明等。

（一）去甲替林

去甲替林（nortriptyline）的药理作用与阿米替林相似，去甲替林是阿米替林的去甲代谢物，其抑制 NA 摄取远强于对 5-HT 的摄取。与母药阿米替林相比，其镇静、抗胆碱、降低血压作用及对心脏的影响和诱发癫痫的作用均较弱。去甲替林比其他三环类抗抑郁药治疗显效快。与阿米替林相比，去甲替林因不良反应较少而更易为患者耐受，在欧洲、美国等指南中推荐作为治疗带状疱疹神经痛的药物。

1. 临床应用

初始剂量 10 ~ 20 mg，睡前服用，以后逐渐增量，直至产生明显的镇痛效果或不良反应较大不能耐受时。如果剂量已达 150 mg/d，患者虽然可以耐受，但如果仍然没有表现出镇痛作用，则可认为其无效。如果患者在睡前服用去甲替林出现失眠，则可改为清晨服用。

2. 不良反应与注意事项

其镇静作用、抗胆碱作用、降低血压作用、对心脏的影响等，虽均比丙米嗪弱，但仍要注意过量引起的心律失常，尤其是心肌梗死的恢复期、传导阻滞或原有心律失常的患者，用药不慎会加重病情。本药与三环类抗抑郁药物一样，可降低癫痫发作阈，癫痫患者应慎用。

（二）地昔帕明

地昔帕明在去甲肾上腺能神经末梢是一强 NA 摄取抑制剂，其效率为抑制 5-HT 摄取的 100 倍以上。对 DA 的摄取亦有一定的抑制作用。对 H_1 受体有强拮抗作用。对 α 受体和 M 受体拮抗作用较弱。对轻、中度的抑郁症疗效好。有轻度镇静作用，缩短 REM 睡眠，但延长了深睡眠。血压和心率轻度增加，有时也会出现直立性低血压，可能是由于抑制 NA 再摄取、阻断 α 受体作用所致。

1. 临床应用

用于治疗神经病理性疼痛的起始剂量为 25 ~ 50 mg/d，随后逐渐增加到每次 50 mg，每日 3 次，需要时最大可用到 300 mg/d。老年人应适当减量。

2. 不良反应与注意事项

与丙米嗪相比，不良反应较小，但对心脏的影响与丙米嗪相似。过量则导致血压降低、心律失常、震颤、癫痫、口干及便秘等。

三、5-HT再摄取抑制药

三环类抗抑郁药虽疗效确切，但仍有 20% ~ 30% 的患者无效，毒副作用较多，患者对药物的耐受性差，过量易引起中毒甚至死亡。从 20 世纪 70 年代起开始研制的选择性 5-HT 再摄取抑制剂与三环类抗抑郁药的结构迥然不同，但对 5-HT 再摄取的抑制作用选择性更强，对其他递质和受体作用甚微，保留了与三环类抗抑郁药相似的疗效，并克服了三环类抗抑郁药的诸多不良反应，很受医生和患者的欢迎。这类药物发展较快，已开发品种达 30 多种，临床常用的包括氟西汀、帕罗西汀、舍曲林、氟伏沙明、文拉法辛等。本类药物很少引起镇静作用，不损害精神运动功能。对心血管和自主神经系统功能影响很小。

（一）氟西汀

氟西汀（fluoxetine，百忧解）是一种强效选择性 5-HT 再摄取抑制剂，比抑制 NA 摄取作用强 200 倍。氟西汀对肾上腺素受体、组胺受体、GABA 受体、M 受体、5-HT 受体几乎无亲和力。对抑郁症的疗效与三环类抗抑郁药相当，耐受性与安全性优于三环类抗抑郁药。

本药主要用于治疗抑郁症。当用于治疗神经病理性疼痛时，虽然不良反应较三环类抗抑郁药少，但镇痛效果不及三环类抗抑郁药。开始 20 mg/d，早餐后服，有效治疗量常用剂量为 20 ~ 40 mg/d。应用本药时偶有恶心、呕吐、头痛、头晕、乏力、失眠、厌食、体重下降、震颤、癫痫、性欲降低等。

（二）帕罗西汀

帕罗西汀（paroxetine，赛洛特）口服吸收良好，为强效 5-HT 再摄取抑制剂，可用于治疗糖尿病性神经痛、癌痛等，常用剂量为 40 mg/d。

常见不良反应为口干、便秘、视物模糊、震颤、头痛、恶心等。禁与单胺氧化酶（MAO）抑制剂联用。

（三）文拉法辛

文拉法辛（venlafaxine）为一种选择性 5-HT 和 NA 再摄取抑制剂，也是较弱的 CYP2D6 酶抑制剂，结构与曲马多相似。本药可用于偏头痛、神经根性背痛等慢性疼痛的治疗，剂量为每次 18.75 ~ 37.5 mg，每日 1 ~ 2 次。常见的不良反应为恶心、性功能减退、血压升高、心率增快等。

（四）舍曲林

舍曲林（sertraline）又名郁乐复，是一选择性抑制 5-HT 再摄取的抗抑郁药，可用于各类抑郁症的治疗，并对强迫症有效。主要不良反应为口干、恶心、腹泻、男性射精延迟、震颤、出汗等。该药与其他药物的相互作用临床经验不多，借鉴氟西汀的经验，禁与 MAO 抑制剂合用。

四、其他抗抑郁药

曲唑酮（trazodone）主要选择性阻断 5-HT 再摄取，而抑制 NA 再摄取的作用较弱，对 α_2 肾腺素能受体也有部分阻断作用，对多巴胺、组胺受体没有作用。曲唑酮具有抗精神失常药物某些特点，但又与之不完全相同。不增强 L-DAPA 的行为效应，不具有抑制 MAO 的活性和抗胆碱效应，也不增强 5-HT 前体物质 5-HTP 的行为效应。曲唑酮具有镇静作用，适于夜间给药。常用剂量 150 ~ 350 mg/d 曲唑酮的不良反应较少，偶有恶心、呕吐、体重下降、心悸、体位性低血压等，过量中毒会出现癫痫、呼吸停止等。

（谷　桢）

第四节　非甾体抗炎药

非甾体抗炎药具有解热、镇痛、抗炎、抗风湿作用，又称为解热镇痛抗炎药（anti-inflammatory drugs），多为有机酸类化合物，有相似的药理作用、作用机制和不良反应。鉴于其抗炎作用与糖皮质激素不同，1974 年在意大利米兰召开的一次国际会议上将这类药物归入非甾体抗炎药（non-steroidal anti-inflammatory drugs，NSAID）。单独应用 NSAID 对带状疱疹神经痛无明显镇痛效果，但在带状疱疹急性期、神经周围出现无菌性炎症或者合并骨、骨骼肌疼痛时则有效果。也可作为辅助用药增强阿片类镇痛作用。

非甾体抗炎药通过抑制环氧合酶（COX）、干扰前列腺素（PGs）合成发挥治疗作用。COX 有 COX-1 和 COX-2 两种同工酶。COX-1 为结构型，主要存在于血管、胃、肾等组织中，参与血管舒缩、血小板聚集、胃黏膜血流、胃黏液分泌及肾功能等的调节；COX-2 为诱导型。各种损伤性化学物理和生物因子激活磷脂酶 A_2（phospholipase A_2，PLA_2）或酰基水解酶（acylhydrolases，AHA）水解细胞膜磷脂，生成花生四烯酸；后者经 COX 催化加氧生成 PGs。损伤性因子也诱导多种细胞因子，如 IL-1、IL-6、IL-8、TNF 等合成，这些因子又能诱导 COX-2 表达，增加 PGs 合成。

一、非选择性环氧化酶抑制药

从最早人工合成阿司匹林（乙酰水杨酸）起，非选择性环氧化酶抑制药已历经 100 多年。现已发展成结构不同、种类繁多的一大类药物。尽管化学结构各异，但均有解热镇痛作用而抗炎作用各具特点，如阿司匹林和吲哚美辛的抗炎作用较强，某些有机酸的抗炎作用中等，而苯胺类几乎无抗炎作用。

（一）水杨酸类

水杨酸类（salicylates）是应用最早的 NSAID，包括阿司匹林和水杨酸钠，其中阿司匹林（aspirin），又称乙酰水杨酸（ace-salicylic acid）最为常用。

阿司匹林：阿司匹林及其代谢物水杨酸对 COX-1 和 COX-2 的抑制作用基本相当，具有相似的解热、镇痛、抗炎作用。

1. 解热镇痛及抗风湿

阿司匹林有较强的解热、镇痛作用。用于头痛、牙痛、肌肉痛、痛经及感冒发热等，能减轻炎症引起的红、肿、热、痛等症状，迅速缓解风湿性关节炎的症状。大剂量阿司匹林能使风湿热症状在用药后 24 ~ 48 小时明显好转，抗风湿最好用至最大耐受剂量，一般成人 3 ~ 5 g/d，分 4 次于餐后服用。

2. 影响血小板的功能

低浓度阿司匹林能使 PG 合成酶（COX）活性中心的丝氨酸乙酰化失活，不可逆地抑制血小板环氧化酶，减少血小板中血栓素 A_2（TXA_2）的生成，进而影响血小板的聚集及抗血栓形成，达到抗凝作用。因此，临床上采用小剂量（50 ~ 100 mg）阿司匹林治疗缺血性心脏病、脑缺血病、房颤、人工心脏瓣膜、动静脉瘘或其他手术后的血栓形成。

3. 不良反应

本药在解热镇痛剂量时不良反应较少，患者多能耐受。

（1）胃肠道反应：最常见，阿司匹林可刺激延髓催吐化学感受区兴奋而引起恶心和呕吐，并可损伤胃黏膜，呈无痛性出血。餐后服药或同服止酸药可减轻胃肠道反应。

（2）过敏反应：主要为荨麻疹和血管神经性水肿等皮肤黏膜过敏反应。

（3）加重出血倾向：本药一般剂量长期使用因抑制血小板聚集功能，使出血时间延长。如需手术患者，术前 1 周应停用阿司匹林。

（4）水杨酸反应：为本药过量出现的中毒反应，表现为头痛、头晕、耳鸣、视力障碍、出汗、精神恍惚、恶心、呕吐等，甚至出现癫痫和昏迷。静脉滴注碳酸氢钠碱化尿液可加快本药从尿中排出。

（5）对肝肾功能的影响：本药血药浓度超过 150 µg/ml 时可产生剂量依赖性肝脏毒性，主要表现为血转氨酶活性升高，个别患者有肝肿大、厌食、恶心和黄疸。与其他 NSAID 相比，本药致肾功能损伤的发生率较低。

（二）苯胺类

对乙酰氨基酚（acetaminophen），又名扑热息痛（paracetamol），是非那西汀（phenacetin）的体内代谢产物，化学结构为苯胺类。

1. 药理作用与临床应用

对乙酰氨基酚解热镇痛作用与阿司匹林相当，但抗炎作用极弱，仅在超过镇痛剂量时才有一定的抗炎作用，其原因未明。通常口服或直肠给药，剂量在成人为 500 ~ 1000 mg/（4 ~ 6）h，剂量超过 1000 mg 镇痛作用几乎不增加，每日最大剂量不应超过 4000 mg。儿童剂量依年龄和体重而定。

2. 不良反应与注意事项

本药为非处方药，常用剂量安全可靠。偶见皮肤黏膜过敏反应，长期应用极少数人可致肾毒性，过量（10 g 以上）误服可致急性中毒性肝坏死。

（三）吲哚衍生物及类似物

吲哚美辛（indomethacin，消炎痛）为很强的非选择性 COX 抑制剂，有强大的抗炎、镇痛和解热作用。自 1963 年用于临床以来，因不良反应发生率高且重，目前已不被常规用作解热镇痛药。吲哚美辛的常用量为每次 25 ~ 50 mg，每日 3 次。几乎没有患者能耐受 100 mg/d 以上的剂量而不产生严重不良反应。

常用量不良反应发生率高达 35% ~ 50%，约 20% 的患者必须停药。以眩晕、前额痛、精神障碍等中枢神经系统不良反应发生频率最高；厌食、恶心、腹痛、诱发或加重胃和十二指肠溃疡等胃肠反应次之；也可出现皮肤和黏膜过敏反应、哮喘发作、中性粒细胞和血小板减少等，但罕有再生障碍性贫血发生。孕妇、从事危险或精细工作的人员、精神病、癫痫、活动性胃和十二指肠溃疡患者禁用。

（四）丙酸类

丙酸类衍生物（propionic acid derivatives），包括萘普生（naproxen）、布洛芬（ibuprofen）、非诺洛芬（fenoprofen）、氟苯布洛芬（flurbiprofen）等，为目前临床应用较广的 NSAID 患者长期使用时对本药的耐受性明显优于吲哚美辛和阿司匹林。本类药物之间除效价强度不同外，其他特性难分优劣。

1. 药理作用与临床应用

本类药物均属强的非选择性 COX 抑制剂，抗炎作用突出。其中萘普生效价强度为阿司匹林的 20 倍，布洛芬和非诺洛芬与阿司匹林相当。也能改变血小板功能，延长出血时间，但胃肠反应发生率低于阿司匹林。临床主要用于治疗各类关节炎、癌痛、牙痛、痛经，也可用于缓解急性内脏痛、急性腰痛和坐骨神经痛。

2. 不良反应

本类药即使长期使用患者也多能耐受。胃肠反应低于阿司匹林和吲哚美辛。个别患者有皮肤黏膜过敏、血小板减少、头痛、头晕及视力障碍等。

（五）其他解热镇痛抗炎药

双氯芬酸（diclofenac）为灭酸类（fenamates）化合物。抑制 COX 的效价强度大于吲哚美辛，因此具有显著抗炎镇痛和解热作用。本药口服生物利用度为

50%，血浆蛋白结合率 99%，在滑液囊中蓄积，肝内代谢，代谢物经肾脏（65%）和胆道（35%）排泄。临床常用于风湿性关节炎、骨关节炎、强直性脊柱炎、肩周炎等的治疗。其钠盐溶液亦可用于眼白内障摘除术后滴眼预防术后炎症。本药不良反应发生率为 20%，主要为上腹不适、胃肠出血和穿孔、转氨酶升高、头晕及皮肤黏膜过敏反应，也可见体液潴留和水肿等。

二、选择性环氧合酶-2抑制剂

鉴于传统的解热镇痛抗炎药为非选择性 COX 抑制剂，其治疗作用主要与抑制环氧合酶 -2（COX-2）有关，而抑制 COX-1 可导致一些不良反应，如胃肠黏膜损伤、肾功能损害和凝血障碍等。为此，人们合成了系列选择性 COX-2 抑制剂，如美洛昔康（meloxicam）、塞来昔布（celecoxib，西乐葆）和罗非昔布（rofecoxib）等。临床用于治疗风湿性关节炎、骨关节炎及其他炎症性疼痛。初步显示疗效确切，不良反应较轻且发生率较低。但亦有动物实验提示模型动物用药后血浆精氨酸加压素升高 148%，血压上升，白细胞黏附血管内皮的程度加重。因此，这类药物临床应用所产生的远期不良反应有待进一步考证。

（一）美洛昔康

美洛昔康系酸性烯醇式羧酰胺化合物。该药口服吸收快而完全，生物利用度为 89%。该药对各靶组织和器官的 COX-2 抑制作用比 COX-1 强 10 倍以上。动物实验显示，该药对角叉菜胶引起的大鼠足肿胀模型、佐剂关节炎模型和胸膜炎模型均有极强的抑制炎性肿胀和疼痛的作用。其效价强度高于吲哚美辛、萘普生、阿司匹林和双氯芬酸。临床研究证明，每日口服 7.5 ~ 15 mg 对风湿性关节炎、骨关节炎、类风湿关节炎、神经炎、软组织炎均有良好的抗炎镇痛作用，而对血小板聚集功能无明显影响。长期应用美洛昔康的胃黏膜损伤及胃肠出血发生率也远低于萘普生和双氯芬酸缓释片。

（二）塞来昔布

塞来昔布分子中具有磺酰氨基样结构。该药口服吸收较好，血药浓度达峰值时间 2 ~ 4 小时。蛋白结合率高，分布广泛。经肝脏代谢，并以与葡萄糖醛酸结合形式主要从肠道中排出，少量（7% ~ 10%）从尿中排出。临床主要用于骨关节炎、类风湿关节炎和牙痛症的治疗。骨关节炎患者 50 ~ 200 mg，每日 2 次口服，一般在用药 2 周后疼痛和关节功能明显改善，其疗效与 500 mg 萘普生每日 2 次口服相当。塞来昔布 50 ～ 200 mg，每日 2 次，对类风湿关节炎发作型和稳定型均有效。其疗效分别优于 500 mg 萘普生每日 2 次口服，而与双氯芬酸 75 mg，每日 2 次口服疗效相当。塞来昔布 100 ～ 200 mg 口服对牙痛症疗效也与 650 mg 阿司匹林口服相当，而优于 1000 mg 的对乙酰氨基酚。本药不良反应发生率远低于其他非选择性 NSAID。其中消化道不良反应为传统 NSAID 的 1/8，长期（12 ～ 24 周）治疗胃、十二指肠溃疡发生率为传统 NSAID 的 1/4 ～ 2/5。

几年的临床实践证明，选择性 COX-2 抑制药比传统非选择性 COX 抑制药的胃肠不良反应明显减少。但该类药物会引起心血管、肾脏等不良反应，提示对 COX 理论必须进行再认识：一方面，只抑制 COX-1，不抑制 COX-2 并非合适；另一方面，COX-2 也有重要的生理功能，抑制了 COX-2 同样也会产生相应的不良反应。

（三）氯诺昔康

氯诺昔康（lornoxicam，劳诺昔康）作用与美洛昔康相似，对 COX-2 具有高度选择性抑制作用和很强的镇痛抗炎作用，但解热作用弱。口服 4mg 氯诺昔康血浆峰浓度可达 270 μg/L，食物能明显延缓和减少氯诺昔康吸收。与其他昔康类药物不同，氯诺昔康个体差异较大；该药镇痛作用强大，可用于缓解术后剧烈疼痛、坐骨神经痛及强直性脊柱炎的慢性疼痛，其疗效与吗啡、曲马多相当，本品可激活中枢性镇痛系统，诱导体内强啡肽和 β- 内啡肽的释放而产生强大镇痛效应，可替代或辅助阿片类药物用于中度至剧烈疼痛时的镇痛，且不产生镇静、呼吸抑制和依赖性等阿片类药物常见的不良反应。也可替代其他非甾体抗炎药用于关节炎的治疗，氯诺昔康 8 mg/d 相当于双氯芬酸 150 mg/d 的疗效。

（谷　桢）

第五节　麻醉性镇痛药

麻醉性镇痛药（analgesics）为一类选择性作用于中枢神经系统特定部位、能消除或减轻疼痛的药物。最早使用的镇痛药为来自罂粟浆汁的干燥物阿片及其提纯品吗啡，以后又合成了哌替啶、美沙酮等一系列具有吗啡样作用的药物，具有强大的镇痛作用，可用于各种原因引起的急慢性疼痛；但与 NSAID 相比，有明显的呼吸抑制、镇静和欣快等中枢作用；长期使用易致耐受性、依赖性和成瘾性，出现药物滥用（drug abuse）及停药戒断症状（withdrawal signs）。因此，这类药被称为麻醉性镇痛药（narcotic analgesics）。目前临床应用的药物主要涉及阿片类镇痛系统，故称为阿片类镇痛药（opioid analgesics）。麻醉性镇痛药用于临床已有几百年的历史，但对神经病理性疼痛的治疗效果在以前一直存有争议，近些年来则已逐步达成共识，即有些阿片类药物对某种或某几种神经病理性疼痛有效。

阿片类药物主要是通过结合并激活位于中枢神经系统的阿片受体而显示其镇痛效应。3 种公认的阿片受体为 μ、δ 和 κ 受体。σ 和 ε 最初分类为阿片受体，但后来的研究发现，它们在本质上都不是阿片受体，因为这两种受体都不具备阿片类的特异性。阿片受体的活化可产生镇痛效应，也可以引起一系列不良反应。μ 受体的两种亚型为 $μ_1$、$μ_2$。$μ_1$ 活化产生脊髓水平以上中枢部位的镇痛效应，$μ_2$ 受体活化被认为与阿片用药后的一些不良反应有关。κ 受体和 δ 受体活化似乎产生脊髓水平的镇痛效应，$κ_3$ 受体调节某些较高级中枢部位的镇痛效应。δ 受体的活化可能增强 μ 受体的镇痛效应。

阿片类镇痛药的明显特征是其镇痛效果存在剂量依赖关系，而没有明显的"天花板"效应。带状疱疹神经痛患者通常呈持续性疼痛，所以在治疗上推荐使用阿片类控释剂型（如美施康定、奥施康定、多瑞吉）或半衰期较长的阿片类制剂（如美沙酮等），应按时给药而不是按需给药，这有助于提高治疗的依从性并显著减少戒断症状的出现。同时，这样的用药方法有助于减轻药物的蓄积作用，并有可能减少药物的滥用。

目前已用于治疗带状疱疹神经痛并取得一定临床效果的阿片类药物主要有以下几种。

（一）吗啡

吗啡（morphine）属于菲类生物碱，由德国学者 Sertuirmer 于 1803 年首次从阿片中分离出来，以希腊梦神 Morpheus 的名字命名。吗啡是阿片中的主要生物碱，含量高达 10%。口服后易从胃肠道吸收，但首过消除强，生物利用度约为 25%。常注射给药，皮下注射 30 分钟后吸收 60%，硬膜外或椎管内注射可快速渗入脊髓发挥作用。本品脂溶性较低，仅有少量通过血脑屏障，但足以发挥中枢性药理作用。

1. 药理作用

（1）中枢神经系统

1）镇痛作用：吗啡具有强大的镇痛作用，对绝大多数急性痛和慢性痛的镇痛效果良好，对持续性慢性钝痛作用大于间断性锐痛，对带状疱疹神经痛的效果较差。皮下注射 5 ~ 10 mg 能明显减轻或消除疼痛。椎管内注射可产生节段性镇痛，不影响意识和其他感觉。一次给药，镇痛作用可持续 4 ~ 6 小时，主要与其激动脊髓胶质区、丘脑内侧、脑室及导水管周围灰质的阿片受体有关。

2）镇静和致欣快作用：吗啡能改善由疼痛所引起的焦虑、紧张、恐惧等情绪反应，产生镇静作用，提高对疼痛的耐受力。给药后，患者常出现嗜睡、精神朦胧、理智障碍等，在安静环境易诱导入睡，但易被唤醒。吗啡还可引起欣快症（euphoria），表现为满足感和飘然欲仙等，且对正处于疼痛折磨的患者十分明显，而对已适应慢性疼痛的患者则不显著或引起烦躁不安，这也是吗啡镇痛效果良好的重要因素，同时也是造成强迫用药的重要原因。吗啡改变情绪的作用机制尚未明析，可能与激活边缘系统和蓝斑核的阿片受体相关，以及中脑边缘叶的中脑腹侧背盖区伏隔核多巴胺能神经通路与阿片受体肽系统的相互作用有关。

3）抑制呼吸：治疗量即可抑制呼吸，使呼吸频率减慢、潮气量降低、每分通气量减少，其中呼吸频率减慢尤为突出，并随剂量增加而作用增强，急性中毒时呼吸频率可减慢至 3 ~ 4 次 / 分。呼吸抑制是吗啡急性中毒致死的主要原因。呼吸抑制发生的快慢及程度与给药途径密切相关，静脉注射吗啡 5 ~ 10 分钟或肌内注射 30 ~ 90 分钟时呼吸抑制最为明显。与麻醉药、镇静催眠药及酒精等合用，加重其呼吸抑制，但与全麻药和其他中枢抑制药不同，吗啡抑制呼吸的同时，不伴有对延髓心血管中枢的抑制。该作用与其降低脑干呼吸中枢对血液 CO_2 张力的敏感性，以及抑制脑桥呼吸调节中枢有关。

4）镇咳：直接抑制延髓咳嗽中枢，使咳嗽反射减轻或消失，产生镇咳作用。该作用与其镇痛和呼吸抑制作用无关，可能与激动延髓孤束核阿片受体有关，具体机制尚不清楚。

5）缩瞳：吗啡可兴奋支配瞳孔的副交感神经，引起瞳孔括约肌收缩，使瞳孔缩小。吗啡中毒时瞳孔极度缩小，针尖样瞳孔为其中毒特征。吗啡缩瞳作用不产生耐受性，治疗量尚可降低正常人和青光眼患者的眼压。

6）其他中枢作用：吗啡作用于下丘脑体温调节中枢，改变体温调定点，使体温略有降低，但长期大剂量应用，体温反而升高；兴奋延髓催吐化学感受区，引起恶心和呕吐；抑制下丘脑释放促性腺激素释放激素（GnRH）和促肾上腺皮质激素释放激素（CRH），从而降低血浆促肾上腺皮质激素（ACTH）、黄体生成素（LH）、卵泡刺激素（FSH）的浓度。

（2）平滑肌

1）胃肠道平滑肌：吗啡减慢胃蠕动，使胃排空延迟，提高胃窦部及十二指肠上部的张力，易致食物反流，减少其他药物吸收；提高小肠及大肠平滑肌张力，减弱推进性蠕动，延缓肠内容物通过，促使水分吸收增加，并抑制消化腺的分泌；

提高回盲瓣及肛门括约肌张力，加之对中枢的抑制作用，使便意和排便反射减弱，因而易引起便秘。

2）胆道平滑肌：治疗量吗啡引起胆道奥迪括约肌痉挛性收缩，使胆总管压15分钟内升高10倍，并持续2小时以上。胆囊内压亦明显提高，可致上腹不适甚至胆绞痛，阿托品可部分缓解。

3）其他平滑肌：吗啡降低子宫张力、收缩频率和收缩幅度，延长产妇分娩时程；提高膀胱外括约肌张力和膀胱容积，可引起尿潴留；治疗量对支气管平滑肌兴奋作用不明显，但大剂量可引起支气管收缩，诱发或加重哮喘，可能与其促进柱状细胞释放组胺有关。

（3）心血管系统

吗啡对心率及节律均无明显影响，能扩张血管，降低外周阻力，当患者由仰卧位转为直立时可发生直立性低血压，部分与其促进组胺释放有关。治疗量吗啡仅轻度降低心肌耗氧量和左心室舒张末压。此外，吗啡类药物能模拟缺血性预适应对心肌缺血性损伤的保护作用，减小梗死病灶，减少心肌细胞死亡，其机制可能与吗啡类药物作用于 δ_1 受体而激活线粒体 KATP 通道有关。吗啡对脑循环影响很小，但因抑制呼吸使体内 CO_2 蓄积，引起脑血管扩张和阻力降低，导致脑血流增加和颅内压增高。

（4）免疫系统

吗啡对免疫系统有抑制作用，包括抑制淋巴细胞增殖，减少细胞因子的分泌，减弱自然杀伤细胞的细胞毒作用，这主要与激动 μ 受体有关。也可抑制人类免疫缺陷病毒（human immunodeficiency virus，HIV）蛋白诱导的免疫反应，这可能是吗啡吸食者易感人类免疫缺陷病毒的主要原因。

2. 吗啡的临床应用

（1）疼痛：吗啡对多种原因引起的疼痛均有效，可缓解或消除严重创伤、烧伤、手术等引起的剧痛和晚期癌症疼痛；对内脏平滑肌痉挛引起的绞痛，如胆绞痛和肾绞痛加用 M 胆碱受体阻断药如阿托品可有效缓解；对心肌梗死引起的剧痛，除能缓解疼痛和减轻焦虑外，其扩血管作用可减轻患者心脏负担，但对神经压迫性疼痛疗效较差。吗啡镇痛效果与个体对药物的敏感性以及疼痛程度有关，应根据不同患者对药物的反应性来调整用量。吗啡久用易成瘾，除癌症剧痛外，一般仅短期应用于其他镇痛药无效时的剧烈疼痛。

（2）心源性哮喘：对于左心衰竭突发急性肺水肿所致呼吸困难（心源性哮喘），静脉注射吗啡可迅速缓解患者的气促和窒息感，促进肺水肿液的吸收。伴有休克、昏迷、严重肺部疾患或痰液过多时禁用。对其他原因引起的肺水肿，如尿毒症所致肺水肿，也可应用吗啡。

（3）腹泻：适用于减轻急、慢性消耗性腹泻症状，可选用阿片酊或复方樟脑酊。如伴有细菌感染，应同时服用抗生素。

3. 吗啡不良反应

（1）治疗量吗啡可引起眩晕、恶心、呕吐、便秘、呼吸抑制、尿少、排尿困难（老年多见）、胆道压力升高甚至胆绞痛、直立性低血压（低血容量者易发生）和免疫抑制等。偶见烦躁不安等情绪改变。

（2）耐受性及依赖性：长期反复应用阿片类药物易产生耐受性（tolerance）和药物依赖性。前者是指长期用药后中枢神经系统对其敏感性降低，需要增加剂量才能达到原来的药效。其原因可能与血脑屏障中 P- 糖蛋白表达增加，使吗啡难以通过血脑屏障，以及孤啡肽生成增加拮抗阿片类药物作用有关。吗啡按常规剂量连用 2 ~ 3 周即可产生耐受性。剂量越大，给药间隔越短，耐受发生越快越强，且与其他阿片类药物有交叉耐受性。后者表现为生理依赖性（physical dependence），停药后出现戒断症状（withdrawal syndrome），甚至意识丧失，患者出现病态人格，有明显强迫性觅药行为（compulsive drugseeking behavior），即出现成瘾性（addiction）。

（3）急性中毒：吗啡过量可引起急性中毒，主要表现为昏迷、深度呼吸抑制以及瞳孔极度缩小（针尖样瞳孔），常伴有血压下降、严重缺氧以及尿潴留。呼吸麻痹是致死的主要原因。抢救措施为人工呼吸、适量给氧以及静脉注射阿片受体阻断药纳洛酮。

（二）可待因

可待因（codeine）又称甲基吗啡。口服易吸收，生物利用度为 60%，血浆 $t_{1/2}$ 为 2 ~ 4 小时，过量时可延长至 6 小时。大部分在肝内代谢，约 10% 脱甲基为吗啡。代谢产物及少量原形（10%）经肾脏排泄。

可待因与阿片受体亲和力低，药理作用与吗啡相似，但作用较吗啡弱，镇痛作用为吗啡的 1/12 ~ 1/10，镇咳作用为吗啡的 1/4，对呼吸中枢抑制也较轻，无明显的镇静作用。临床上用于中等程度疼痛和剧烈干咳。无明显便秘、尿潴留及直立性低血压等不良反应，欣快及成瘾性也低于吗啡，但仍属限制性应用的精神药品。

（三）美沙酮

美沙酮（methadone）为 μ 受体激动药，有左旋体和右旋体，左旋体作用强度是右旋体效力的 50 倍。常用其消旋体，口服生物利用度 92%，血浆蛋白结合率 89%。镇痛强度与吗啡相当，镇咳、呼吸抑制、胃肠和胆道压力影响与吗啡相似。主要经肝脏代谢，并从肾脏排泄，反复使用有一定蓄积性。此药可用于治疗癌痛和神经病理性疼痛。其对病理性疼痛的效果优于吗啡，因此，尤其适用于神经病理性疼痛。一般使用剂量为每次 5 ~ 10 mg，每日 2 次，平均剂量 15 mg/d。

最常见的不良反应为轻度头痛、眩晕、镇静、恶心、呕吐和出汗。其他不良反应包括口干、便秘、心动过缓、性欲减退或亢进、焦虑、失眠、激动、定向力障碍、肌肉痉挛、瘙痒、皮疹等。

（四）芬太尼

芬太尼（fentanyl）为 μ 受体激动药，属短效镇痛药。主要作用于中脑和延髓的 μ 受体，有高度的选择性和亲和力，其镇痛作用比吗啡强 50 ~ 100 倍。

起效快，静脉注射后 1 分钟起效，5 分钟达高峰，维持约 10 分钟；肌内注射 15 分钟起效，维持 1 ~ 2 小时。血浆蛋白结合率为 84%，经肝脏代谢而失活，血浆 $t_{1/2}$ 为 3 ~ 4 小时。主要用于麻醉辅助用药和静脉复合麻醉，或与氟哌利多（droperidol）合用产生神经阻滞镇痛，适用于外科小手术。亦可通过硬膜外或蛛网膜下腔给药治疗急性手术后痛和慢性痛。

不良反应有眩晕、恶心、呕吐及胆道括约肌痉挛。大剂量可产生明显肌肉僵直（与抑制纹状体多巴胺能神经功能有关，可用纳洛酮拮抗）。静脉注射过快可致呼吸抑制。反复用药能产生依赖性，不宜与单胺氧化酶抑制药合用。禁用于支气管哮喘重症肌无力、颅脑肿瘤或外伤引起昏迷的患者以及 2 岁以下儿童。

（五）羟考酮

羟考酮（oxycodone）是一种从阿片类生物碱 – 蒂巴因（thebaine）内提取的半合成阿片类药物，主要作用于中枢神经系统和平滑肌，发挥阿片类激动剂的作用。可用于治疗癌痛、带状疱疹后神经痛、糖尿病性神经痛。从 10 mg，ql2h 开始逐渐增加至有效镇痛剂量。

最常见的不良反应包括便秘、恶心、呕吐、嗜睡、眩晕、瘙痒、头痛、口干、出汗和虚弱，也可能出现呼吸抑制、低血压、耐受和成瘾等。

（六）曲马多

曲马多（tramadol）是一个合成的中枢作用镇痛药，具有独特的作用方式，显示了弱效阿片类和非阿片类两者的性质。其阿片类性质与 μ 阿片受体激动有关。

其非阿片类性质是由于抑制突触前膜对 NA 和 5-HT 的再摄取。NA 和 5-HT 是神经递质，与调节疼痛感觉的下行抑制通路的激活有关。曲马多的主要代谢物去甲曲马多也具有药理活性，它比曲马多本身对阿片受体具有更高的亲和力。然而它在人体产生的量很小，因而产生的镇痛作用或许也很少。由于其独特的作用机制，是临床治疗带状疱疹神经痛的有效药物。为减少不良反应，常从小剂量开始服药，如每次 50 mg 每天 2 次开始，逐渐增加剂量，最大量可达 400 mg/d。一般维持量为 100 mg，每天 2 次。

此药引起的不良反应较少，包括恶心、呕吐、头晕、便秘、出汗等。有报道本药与西咪替丁合用时可引起患者呼吸骤停和癫痫大发作，应引起注意。

（谷　桢）

第六节　局部麻醉药

局部麻醉药（local anaesthetics）简称局麻药，是一类以适当的浓度应用于局部神经末梢或神经干周围，在意识清醒的条件下可使局部痛觉等感觉暂时消失的药物。本类药物能暂时、完全和可逆性地阻断神经冲动的产生和传导，局麻作用消失后，神经功能可完全恢复，同时对各类组织无损伤作用。

常用局麻药在化学结构上由三部分组成，即芳香环、中间链和胺基团，中间链可为酯链或酰胺链，它可直接影响本类药物的作用。根据中间链的结构，可将常用局麻药分为两类：第一类为酯类，结构中具有—COO—基团，属于这一类的药物有普鲁卡因（procaine）、丁卡因（tetracaine）、苯佐卡因（benzocaine）等；第二类为酰胺类，结构中具有—CONH—基团，属于这一类的药物有利多卡因（lidocaine）、布比卡因（bupivacaine）、罗哌卡因（ropivacaine）等。

局麻药可使神经冲动兴奋阈电位升高、传导速度减慢、动作电位幅度降低，甚至丧失兴奋性及传导性。局麻药的作用与神经纤维的直径大小及神经组织的解剖特点有关。一般规律是神经纤维末梢、神经节及中枢神经系统的突触部位对局麻药最为敏感，细神经纤维比粗神经纤维更易被阻断。对无髓鞘的交感、副交感神经节后纤维在低浓度时即可显效，对有髓鞘的感觉和运动神经纤维则需高浓度才能产生作用。对混合神经产生作用时，首先消失的是持续性钝痛（如压痛），其次是短暂性锐痛，继之依次为冷觉、温觉、触觉、压觉消失，最后发生运动麻痹。进行蛛网膜下腔麻醉时，首先阻断自主神经，继而按上述顺序产生麻醉作用。

神经冲动传导的恢复则按相反的顺序进行。

（一）利多卡因

利多卡因（lidocaine）又名赛罗卡因（xylocaine），是目前应用最多的局麻药。相同浓度下与普鲁卡因相比，利多卡因具有起效快、作用强而持久、穿透力强及安全范围较大等特点，同时无扩张血管作用且对组织几乎没有刺激性。可用于多种形式的局部麻醉，有全能麻醉药之称。但进行蛛网膜下腔麻醉时因其扩散性强，麻醉平面难以掌握；而且利多卡因用于蛛网膜下腔麻醉时比其他药物更容易引起神经损害，可能与其在蛛网膜下腔分布不均、局部药液浓度过高有关。因此，蛛网膜下腔麻醉应慎用。

利多卡因属酰胺类，在肝脏被肝微粒体酶水解失活，但代谢较慢，$t_{1/2}$为90分钟，作用持续 1～2 小时。此药反复应用后可产生快速耐受性，利多卡因的毒性大小与用药浓度有关，增加浓度可相应增加毒性反应，使中毒反应来势凶猛，应注意合理用药。本药也可用于心律失常的治疗。

（二）丁卡因

丁卡因（tetracaine）又称地卡因（dicaine）。化学结构与普鲁卡因相似，属于酯类局麻药，其麻醉强度和毒性均比普鲁卡因强。本药对黏膜的穿透力强，常用于表面麻醉。以0.5%～1%溶液滴眼，无角膜损伤等不良反应。作用迅速，1～3分钟显效，作用持续为2～3小时。

因毒性大，一般不用于浸润麻醉。丁卡因主要在肝脏代谢，但转化、降解速度缓慢，加之吸收迅速，易发生毒性反应。

（三）布比卡因

布比卡因（bupivacaine）又称麻卡因（marcaine），属酰胺类局麻药，化学结构与利多卡因相似，局麻作用持续时间长，可达 5～10 小时。本药主要用于浸润麻醉、神经阻滞麻醉和硬膜外麻醉。与等效剂量利多卡因相比，可产生严重的心脏毒性，并难以治疗，特别在酸中毒、低氧血症时尤为严重。

左施布比卡因（levobupivacaine）为新型长效局麻药，作为布比卡因的异构体，相对毒性较低。在现代小剂量应用局麻药的观点下，局麻药毒性反应的发生率已经很大程度上降低了，临床需要较大剂量局麻药及局麻药持续应用时，左旋布比卡因的优越性就显得尤为重要。

（四）罗哌卡因

罗哌卡因（ropivacaine）化学结构类似布比卡因，其阻断痛觉的作用较强，而对运动的作用较弱，作用时间短，使患者能够尽早离床活动并缩短住院时间。对心肌的毒性比布比卡因小，有明显的收缩血管作用，使用时无须加入肾上腺素。适用于硬膜外、臂丛阻滞和局部浸润麻醉。它对子宫和胎盘血流几乎无影响，故适用于产科手术麻醉。利多卡因与布比卡因广泛应用于临床，罗哌卡因和左旋布比卡因作为新型的长效局麻药，临床与基础研究资料均证实其临床应用的安全性和有效性。左旋布比卡因和罗哌卡因具有毒性低、时效长、有良好耐受性等特性，使其成为目前麻醉用药的重要选择，也是布比卡因较为理想的替代药物。

（谷　桢）

第七节　外用药

（一）芬太尼透皮贴剂（多瑞吉）

自 1991 年芬太尼透皮贴剂应用于临床以来，已取得良好效果。芬太尼透皮贴剂由 4 层结构组成：背层是保护层，可防止芬太尼外漏；该层下方贮存芬太尼凝胶，可供 3 天使用；其内层由一特殊膜组成，能控制释放芬太尼，以决定释放的速度；最内层为敷贴层，由医用矽制成，可使芬太尼贴剂牢固地敷贴于皮肤上，并能经皮给首次量芬太尼。敷上芬太尼贴剂后，因芬太尼在皮肤上不进行代谢，经皮芬太尼的生物利用度可达 92%。首次使用芬太尼贴剂后，经 6 ~ 12 h，其血浆浓度可产生镇痛效应，经 12 ~ 24 h 达稳定状态，并可维持 72 h。当取下芬太尼贴剂后，其血浆浓度逐渐下降，17 h（13 ~ 22 h）后下降约 50%。

临床应用：首次应用芬太尼透皮贴剂时，通常选用 25 μg/h 的芬太尼贴剂，也可根据吗啡的剂量进行换算。若首次剂量疗效不够满意，可适当调整，以 25 μg/h 递增。若芬太尼贴剂的剂量大于 300 μg/h 而效果仍然欠佳或出现明显的不良反应，则应改用其他镇痛方法。

（二）丁丙诺啡透皮贴

丁丙诺啡（buprenorphine）是一种半合成、高脂溶性的阿片受体部分激动药。

对 μ 受体和 κ 受体具有较高的亲和力，与 δ 受体的亲和力相对较小，同时也能结合 ORL 受体。以激动 μ 受体为主，对 κ 受体有拮抗作用，大剂量时也有拮抗 δ 受体的作用。其镇痛效力为吗啡的 25 倍，作用时间长，但因为存在封顶效应（ceiling effect），其呼吸抑制作用较轻。与喷他佐辛相比，较少引起烦躁等精神症状。临床应用于带状疱疹神经痛，及非阿片类镇痛剂不能控制的慢性疼痛。常用剂量为 5 mg 每周一次外贴，可加量至 10 mg 每周一次。

（三）利多卡因贴膏

外用局部麻醉剂在带状疱疹神经痛治疗中的作用机制：局部麻醉药作用于细胞膜，阻滞电压门控性钠通道而阻止神经冲动的产生和传导。这种作用可提高动作电位的阈值并减慢动作电位的上升速度，而低浓度的局麻药则可减慢动作电位的传导速度。A_δ 和 C 纤维与粗纤维相比更易受局麻药的影响，它们被阻滞得更早且程度更深。

外用局部麻醉剂在带状疱疹神经痛中的作用依赖于一些外周因素，如敏感的外周神经等。外周神经纤维异常的放电与阻滞正常冲动传导所需的局麻药浓度相比，对低浓度的局麻药更为敏感。

5% 利多卡因贴膏用于治疗带状疱疹神经痛。具体用法：将 5% 利多卡因贴片用于无破损皮肤，覆盖疼痛最为剧烈的区域，一次最多使用 3 贴，24 小时内累计贴敷时间不超过 12 小时。

不良反应及注意事项：一般无不良反应，有时皮肤出现一过性苍白、红斑、水疱、瘙痒等，无须特殊治疗。对局麻药过敏以及局部有伤口或感染者禁用。

（四）辣椒素

辣椒素（capsaicin）为辣椒的主要活性辛辣成分，产生刺激性辣味，化学名（E）-N-vanillyl-8-methyl-6-noneamid，分子式 C18H27NO3，相对分子质量 305.424。由于辣椒素等有辣味物质的化学结构均有香草基，而统称为香草类物质（vanilloid）。辣椒素的特异性作用部位称为香草类物质受体（vaniloid receptor）或辣椒素受体（capsaicin receptor）。香草类物质受体主要分布在背根神经节和三叉神经节的小型和中型神经细胞。辣椒素的主要功能是介导痛觉和触觉的传导。

临床治疗早期局部应用辣椒素能引起皮肤、黏膜表面产生烧灼感和痛觉。因为辣椒素伤害感觉神经元末梢接受伤害刺激，产生冲动向上级神经元发送并引起疼痛或痒感；也通过痛觉纤维释放多种神经肽，如 P 物质、生长抑素（somatoniain）等，从而诱发局部神经炎症和超敏反应。随着给药时间的延长，神经元对辣椒素和其他伤害性刺激产生耐受，从而产生镇痛作用。辣椒素的作用类似把神经切断或结扎，阻断痛觉的同时不影响其他感觉，并有调整交感神经传出活性的作用。高浓度的辣椒素对香草类物质敏感神经元有神经毒作用，引起神经元坏死。辣椒素可防止 P 物质耗竭，抑制 P 物质合成和转运，从而产生持续性镇痛作用。对非神经组织，辣椒素局部作用能使血管扩张，局部皮肤温度升高，加速局部炎症消退。

辣椒素在临床上主要以局部用药为主，对带状疱疹和糖尿病引起的神经痛有治疗作用。主要适应证有：带状疱疹神经痛、神经源性膀胱障碍、难治性疼痛、糖尿病性周围神经病变、面神经痛等。

（谷　桢）

第八节　脊髓鞘内用药

鞘内（Intrathecal，IT）用药就是将镇痛药物直接注射到蛛网膜下腔的脑脊液中发挥镇痛作用；与全身给药相比，鞘内用药无须通过血脑屏障，极小剂量即可在脑脊液中形成有效镇痛的药物浓度，发挥中枢镇痛作用，同时药物的全身不良反应也更少。慢性疼痛会严重影响患者生活质量，同时给患者带来沉重的经济负担。为了获得持续性治疗，鞘内药物输注（intrathecal drug delivery，ITDD）需要特殊的给药装置。与传统的药物治疗相比，鞘内给药能提供较好的长期镇痛效果和较少的不良反应，尽管初始阶段医疗成本较高，但用于慢性难治性疼痛的治疗，文献报道，3 ~ 6 个月鞘内成本与传统药物治疗费用相当。

一、鞘内镇痛机制

注入鞘内的镇痛药物作用于脊髓或随脑脊液循环作用于脑相关部位。因此，鞘内所给镇痛药物需在脊髓或脑有相应的作用靶点，才能发挥镇痛。

传入伤害性痛觉的 A_δ 和 C 类纤维，以及病理状态下传入非伤害性疼痛的 A_β 纤维在脊髓背角形成突触联系，是痛觉传导的中转站。这一突触联络又受脑、上位脊髓的下行神经（传至脊髓）、脊髓的中间神经元及其他初级传入神经元的相互调节。脊髓灰质分为 10 层（REXED'S 分层），其中，A_δ 纤维主要终止在 I 层、V 层、X 层，C 纤维主要终止在 II 层的外侧部（II o），有些仅对非伤害性刺激起反应的 C 纤维终止在 II 层的内侧部（II i）。传递非伤害性信息的 A_β 纤维终止在

Ⅲ～Ⅴ层。另外，内脏传入纤维主要投射到Ⅰ层、Ⅱ层、Ⅴ层和Ⅹ层。突触上的离子通道或受体是鞘内药物发挥镇痛作用的重要靶点（表 8-8-1）。

表 8-8-1　鞘内输注药物作用的靶点

作用靶点	部位	鞘内输注药物
受体：		
阿片受体	脊髓背角的浅层	吗啡、氢吗啡酮、芬太尼、舒芬太尼
α₂ 肾上腺能受体	脊髓背角神经元	可乐定、右美托咪定
	α$_{2a}$（突触后）	
	α$_{2b}$、α$_{2c}$（突触前）	
GABA 受体	脊髓胶状质中间神经元	巴氯芬、咪达唑仑
NMDA 受体	脊髓背角神经元	氯胺酮
毒蕈碱受体	脊髓背角Ⅱ层和Ⅲ层（突触前）	新斯的明
腺苷受体	脊髓背角灰质	腺苷
环氧合酶受体	神经胶质和神经元	酮咯酸
生长抑素受体	脊髓背角神经元	奥曲肽
糖皮质激素受体	脊髓背角神经元	甲泼尼龙
离子通道：		
钠离子通道	脊髓背角神经元	丁哌卡因、罗哌卡因
钙离子通道	脊髓背角神经元（突触前）	齐考诺肽、加巴喷丁

（一）受体

1. 阿片类受体

脊髓阿片受体的表达主要在脊髓背角的浅层（Ⅰ层和Ⅱ层），而初级传入神经的痛觉 C 纤维和 A$_δ$ 纤维也主要终止在这里。鞘内给予的阿片类药物主要作用于突触前水平并减少伤害信息的传递。

2. α₂ 肾上腺能受体

α₂ 肾上腺能受体主要分布于脊髓背角突触后。鞘内注射 α₂ 肾上腺能激动剂（可乐定），可激活脊髓痛觉信号传导的下行抑制通路，包括降低 A$_δ$ 纤维和 C 纤维介导的躯体交感反射、自主交感神经活性及提高脊髓内神经元的去极化阈值。

3. γ- 氨基丁酸（γ-aminobutyric acid，GABA）受体

GABA 是中枢神经系统最主要的抑制性神经递质，在突触前后均发挥重要作用。与痛觉有关的主要为 GABA-A 受体，GABA-A 受体的激活使脊髓初级传入神经末梢去极化并减少兴奋性神经递质的释放，从而抑制痛觉信号的传导。

4. N- 甲基 -D- 天（门）冬氨酸（N-methyl-D-aspartic acid，NMDA）受体

NMDA 受体在脊髓背角确切的位置尚不清楚。鞘内注射 NMDA 受体拮抗剂对神经病理性疼痛患者能够产生镇痛作用。NMDA 受体拮抗剂也可用于改善急性

或慢性阿片类药物使用导致的痛觉过敏。

（二）离子通道

1. 钠离子通道

DRG 神经元作为主要的感觉神经元可以表达至少 6 种钠通道异构体，在神经损伤后异构体表达水平会显著提高，使其成为可能的理想治疗靶点。局部麻醉药可以抑制钠离子通道的开放，减少痛觉的传导。

2. 钙离子通道

电压门控钙离子通道（voltage-gated calcium channels，VGCC）大量分布于 DRG 及脊髓背角神经元，且主要分布在突触前，参与调节神经递质的释放。N 型 VGCC 的 α_1 亚单位是鞘内齐考诺肽（ziconotide）作用的靶点。

二、ITDD 用于治疗带状疱疹神经痛的适应证及禁忌证

（一）适应证

（1）经多种治疗，包括脊髓电刺激治疗无效或效果不佳的中、重度疼痛（NRS ＞ 4 分）患者。

（2）经鞘内测试（trial）治疗，疼痛缓解 ≥ 50%。

（二）禁忌证

（1）凝血功能异常。

（2）手术部位感染。

（3）明显颅内高压。

（4）脊柱病变，脑脊液不通畅。

（5）精神心理疾病。

（6）躯体形式障碍。

（7）特殊排异体质等。

三、鞘内药物选择

由于国内如齐考诺肽等药物不可供，ITDD 药物选择可参考 2017 年的多学科镇痛共识会议（the Polyanalgesic Consensus Conference，PACC）指南建议（表 8-8-2

和表 8-8-3），根据可供药物选择用药。

表 8-8-2　局限性非癌性伤害性或神经病理性疼痛鞘内药物推荐（PACC，2017）

等级	药物或药物组合				证据分级	推荐级别	共识强度
一线 A	齐考诺肽		吗啡		Ⅰ	A	强
一线 B	芬太尼		芬太尼 + 布比卡因		Ⅱ -3	B	强
二线	芬太尼 + 可乐定	氢吗啡酮或吗啡 + 布比卡因	芬太尼 + 布比卡因 + 可乐定	布比卡因	Ⅱ -3	B	强
三线	芬太尼 + 布比卡因 + 可乐定	氢吗啡酮或吗啡 + 可乐定	齐考诺肽 + 可乐定或布比卡因或同时	布比卡因 + 可乐定	Ⅲ	C	中
四线	舒芬太尼 + 布比卡因或可乐定	巴氯芬	布比卡因 + 可乐定 + 齐考诺肽		Ⅲ	I	弱
五线	舒芬太尼 + 布比卡因 + 可乐定		舒芬太尼 + 齐考诺肽		Ⅲ	I	弱

表 8-8-3　广泛性性非癌性伤害性或神经病理性疼痛鞘内药物推荐（PACC，2017）

等级	药物组合			证据分级	推荐级别	共识强度
一线 A	吗啡	齐考诺肽		Ⅰ	A	强
一线 B	氢吗啡酮	氢吗啡酮或吗啡 + 布比卡因		Ⅱ	B	强
三线	氢吗啡酮或吗啡 + 可乐定	芬太尼 + 布比卡因	齐考诺肽 + 吗啡或氢吗啡酮	Ⅲ	C	中
四线	氢吗啡酮或吗啡 + 布比卡因 + 可乐定	芬太尼 + 齐考诺肽	舒芬太尼 + 布比卡因或可乐定	齐考诺肽 + 可乐定或布比卡因或同时	Ⅲ	I	弱
五线	舒芬太尼 + 布比卡因 + 可乐定	舒芬太尼 + 齐考诺肽	巴氯芬	Ⅲ	I	弱
六线	阿片类 + 齐考诺肽 *+ 布比卡因或可乐定			Ⅲ	I	弱

*对于无精神病史的患者，全身阿片类药物＞120 mg吗啡等效剂量或剂量增幅迅速时，应首先选考诺肽。

四、鞘内镇痛影响因素

尽管影响鞘内镇痛的影响因素是多方面的，包括脑脊液动力学、药物在鞘内的药代动力学特征、药物剂量、给药速率和容量、导管尖端的位置等，其中药物的脂溶性和导管尖端的位置尤其重要。

亲水药物如吗啡，或大分子如齐考诺肽，其穿透硬脊膜并扩散到脊髓背角的浅层（明胶质）较慢，但在脑脊液中滞留时间长，扩散距离远；疏水性药物如芬太尼，易扩散到脊髓背角的浅层，因此在鞘内起效快，但维持时间短，在脑脊液内的扩散范围有限。但当需要精确靶向递送时，亲脂性药物具有节段性的优势。

脑脊液流动较缓时，血流被限制在注射部位，而随着流动速度的加快，在椎管中可以有更大的扩散。同理，低速率和低容量的药物输注可使药物局限于注射部位，而高速率和高容量的输注可导致更多的脑室扩散。

一般来说，导管尖端的药物浓度最高，因此 PHN 具有明确的神经受损靶点及疼痛区域时，应将导管尖端放置到与皮肤疼痛区域一致的节段，并且位于脊髓的背侧，这样仅需低速率或低容量注射药物便可使药物作用于病变脊髓局部的背角处发挥脊髓镇痛作用，镇痛效率更高。反之，若置管尖端与靶点有一定距离，则需通过脑脊液流动及加快药物输注速率及容量使其扩散至病变处或至脑室发挥镇痛作用。

五、鞘内药物输注系统及其植入技术

ITDD 需要使用鞘内药物输注系统（intrathecal drug delivery system，IDDS）。目前临床可用的 IDDS 由 SynchroMed Ⅱ 型植入式输注泵、植入式鞘内导管（图 8-8-1），以及相关手术、药物灌注附属套件和体外程控仪组成。

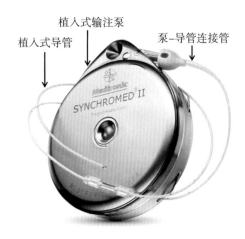

图 8-8-1　IDDS 组成

（一）鞘内测试

欲行 IDDS 治疗的患者需行鞘内测试，镇痛效果确切方可行 IDDS 植入。测试方法包括鞘内单次注射、多次注射和置入鞘内导管连续测试，其中鞘内单次注射测试最为常用。

测试原则上采用最低有效镇痛剂量，即有效镇痛的同时不良反应发生率最低。根据患者具体情况，可采用吗啡 0.1 ～ 0.2 mg 鞘内单次注射，如测试给药后患者未出现严重不良反应且 VSA 评分较给药前显著降低者（疼痛缓解＞ 50%），视为测试成功，可植入 IDDS 行 ITDD 治疗。若疼痛缓解但出现不良反应，可以考虑减少药物剂量或替换另一种阿片类药物测试；若疼痛无缓解且无副作用，可增加药物剂量或更换药物重新测试；若无缓解且副作用明显，考虑测试失败。

（二）IDDS 植入术

1. 术前准备

（1）患者准备：血常规、血生化和凝血化验无异常。脊柱 MRI 检查椎管内无占位性病变，脑脊液回流通畅。术前告知患者可能出现的并发症及不良反应，签署特殊治疗知情同意书、特殊耗材使用知情同意书、镇痛装置使用知情同意书。

（2）手术室准备：导管植入需要 C 形臂 X 线机引导和定位。

（3）装置准备：应准备备份装置，防止因装置故障导致手术中断或停止。

2. 手术操作

鞘内药物输注系统的植入手术由两个步骤组成：①鞘内导管的植入；②可编程的鞘内药物输注泵或 Port 的植入。

（1）鞘内导管的植入

1）经皮蛛网膜下腔穿刺：穿刺间隙常规选择 L2/3 或 L3/4 椎间隙。使用 15G Tuohy 脊柱穿刺针的斜面朝向硬脑膜纤维的头侧或与硬脑膜纤维平行，在 X 线引导下插入穿刺针。可采用旁正中位斜穿方法。穿刺针进入蛛网膜下腔的标志是脑脊液通畅地流出穿刺针。

2）蛛网膜下腔置管：鞘内导管带有金属管芯，X 线下无论带不带管芯均可显影。将导管通过穿刺针置入蛛网膜下腔。导管顶端的位置应根据患者疼痛部位或引起疼痛的病变部位（表 8-8-4）来决定导管顶端的位置（图 8-8-2，白色箭头所指处）。

表 8-8-4　患者疼痛部位与鞘内导管顶端合适位置

疼痛部位	导管顶端位置
腰、盆腔、下肢	T10 ～ T2
腹部	T8 ～ T10
上腹部	T6 ～ T8
胸部	T4 ～ T6
颈肩部	C4 ～ C6

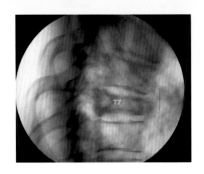

图 8-8-2　导管顶端的位置

3）导管固定：导管顶端到达位置后，将穿刺针退至黄韧带外，在穿刺针位点齐穿刺针与脊柱平行处做一切口，剥离切口的边缘，使筋膜区域暴露得足够大，形成导管固定器的一个平滑筋膜平面，然后从筋膜中撤除穿刺针，再通过锚定器将导管固定在周围筋膜上。

（2）皮下隧道与皮下囊袋

在手术前识别和标记植入式输注泵放置位点，即皮下囊袋的位置。囊袋应大小、深浅适宜，过小可能使切口搁置于输注泵（港）上。对于 IDDS 系统，埋入深度不得超过 2.5 cm，否则会影响体外程控；囊袋定位应远离：上髂嵴、胸廓、腰带线等，尽量减少患者不适，同时避免与当前或将来的手术位点或辐射治疗位点冲突。使用专用的导管导引器将导管从穿刺点的切口通过皮下隧道导入输注泵植入的囊袋（图 8-8-3）。

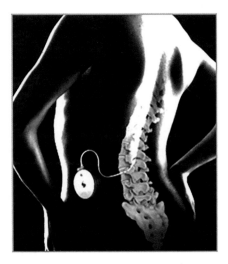

图 8-8-3　鞘内药物输注系统植入示意图

（3）可编程的鞘内药物输注泵或 Port 的植入

输注泵植入前应先抽出泵内的储存液体，然后注入药物。泵与导管连接一般通过导管－泵连接管相连，根据不同型号的导管和泵连接导管连接方式略有不同，连接前应冲洗导管接入口。将输注泵固定在皮下囊袋中之前，盘起多余导管放置于其背侧，泵的中心储药器面朝上，缝合固定不少于 3 个点，防止其反转。最后，彻底冲洗囊袋和脊柱切口。缝合皮下和皮肤，关闭切口，敷料覆盖完成手术。

六、术后管理及并发症

（一）术后鞘内泵参数设置

鞘内治疗药物的起始剂量原则上使用患者有效镇痛的最小剂量，通常将测试试验成功的鞘内阿片类药物剂量的 50% 作为 ITDD 起始的 24 小时剂量，再根据患者的具体情况调整。

（二）并发症

1. 与手术操作相关的并发症

（1）颅内低压性头痛：颅内低压性头痛多为术中脑脊液丢失导致，表现为体位性头痛，如患者坐位时发生头痛，平卧头痛缓解。在操作过程中要避免多次穿刺导致脑脊液漏。颅内低压性头痛的治疗可以术后去枕平卧 24 小时并适当补液。

（2）手术切口部位感染：鞘内治疗的切口部位浅层和深层组织容易感染。严格无菌操作是预防手术切口部位感染的关键。

（3）蛛网膜下腔或椎管内感染：是鞘内治疗最严重的并发症。主要的病原体为葡萄球菌，包括金黄色葡萄球菌和表皮葡萄球菌。50% ~ 70% 的蛛网膜下腔感染多发生在术后 1 个月内。蛛网膜下腔感染者的表现为头痛、呕吐、发热、颈项强直等，伴有中性粒细胞、血沉、降钙素原和 C 反应蛋白的升高。发生蛛网膜下腔或椎管内感染后应尽快手术取出植入物，尽量根据样本培养结果选用抗生素。

（4）出血和血肿：鞘内药物输注系统手术过程中蛛网膜下腔或硬膜外腔出血发生率非常低，关键在于预防，术前仔细评估凝血功能，术中轻柔操作，改进止血技术，可减少术后出血不良反应。

2. 与药物相关的并发症

源于药物的并发症在鞘内药物输注系统给药后即可发生，持续用药通常会耐受，不良反应减轻。常见为阿片类药物不良反应，如恶心呕吐、瘙痒、尿潴留等。

3. 与输注装置相关的并发症

鞘内药物输注系统的导管弯曲打折、导管渗漏甚至导管脱落，泵的编程错误。

与装置有关的并发症还包括感染、导管尖端肉芽肿（团块）形成、囊袋局部出血、血肿形成、渗液、疼痛不适感，甚至破损。

（谷 桢 曾永芬 金 毅）

参考文献

［1］Jain S, Malinowski M, Chopra P, et al. Intrathecal drug delivery for pain management: recent advances and future developments[J]. Expert Opin Drug Deliv, 2019, 16(8): 815-822.

［2］De Andrés J, Rubio-Haro R, De Andres-Serrano C, et al. Intrathecal Drug Delivery[J]. Methods Mol Biol, 2020, 2059: 75-108.

［3］Deer TR, Pope JE, Hayek SM, et al. The Polyanalgesic Consensus Conference (PACC): Recommendations on Intrathecal Drug Infusion Systems Best Practices and Guidelines. Neuromodulation[J]. Methods Mol Biol, 2017, 20(2): 96-132.

［4］De Andres J, Hayek S, Perruchoud C, et al. Intrathecal Drug Delivery: Advances and Applications in the Management of Chronic Pain Patient[J]. Front Pain Res (Lausanne), 2022, 3: 900566.

［5］Smith HS, Deer TR, Staats PS, et al. Intrathecal drug delivery[J]. Pain Physician, 2008 Mar, 11(2 Suppl): S89-S104.

［6］中华医学会疼痛学分会. 周围神经病理性疼痛诊疗中国专家共识[J]. 中国疼痛医学杂志, 2020, 26(5): 321-328.

［7］Venugopal I, Mehta AI, Linninger AA. Drug delivery applications of nanoparticles in the spine[J]. Methods Mol Biol, 2020, 2059: 121-143.

［8］Abd-Elsayed A, Karri J, Michael A, et al. Intrathecal Drug Delivery for Chronic Pain Syndromes: A Review of Considerations in Practice Management[J]. Pain Physician, 2020, 23(6): E591-E617.

［9］Deer TR, Hayek SM, Pope JE, et al. The Polyanalgesic Consensus Conference (PACC): Recommendations for Trialing of Intrathecal Drug Delivery Infusion Therapy[J]. Neuromodulation, 2017, 20(2): 133-154.

［10］Delhaas EM, Huygen FJPM. Complications associated with intrathecal drug delivery systems[J]. BJA Educ, 2020, 20(2): 51-57.

第九章

带状疱疹神经痛的神经阻滞疗法

第一节　神经阻滞疗法的简介

一、定义

神经阻滞疗法是在神经干、神经丛、神经根或神经节等神经组织周围注射局部麻醉药、糖皮质激素等阻断神经传导，从而起到消炎镇痛作用。

二、功能

消炎镇痛、扩张局部血管、调节神经以及促进局部血液循环等作用。

三、适应证与禁忌证

1. 适应证

神经病理性疼痛，如带状疱疹疼痛、幻肢痛、复杂性区域疼痛综合征等；退行性病变性疼痛，如脊柱退行性病变、退行性骨关节炎等；肌肉软组织疼痛，如腱鞘炎、肌筋膜炎等；非疼痛性疾病，如面肌痉挛、突发性耳聋、过敏性鼻炎等以及癌性疼痛。

2. 禁忌证

拒绝者、不合作者、注射药物过敏者、急性细菌性感染、出凝血功能严重障碍者、怀孕及哺乳期患者。

四、药物配伍

局部麻醉药和糖皮质激素，可选择性加用甲钴胺、维生素 B_{12} 等神经营养药。

五、并发症

（1）穿刺技术不熟练导致周围组织结构损伤，如误穿损伤血管导致血肿、穿破胸膜导致血胸、误入椎管内导致脊髓损伤或全脊麻等。

（2）药物的不良反应，包括局部麻醉药的毒性反应和糖皮质激素引起的血压和血糖升高、电解质紊乱等。

六、术后处理

（1）告知患者相关药物及神经阻滞治疗后可能引起的正常反应。

（2）对所有治疗患者进行观察随访，并且告知患者需要即刻会诊的紧急情况：如超过 6 小时的尿失禁或尿潴留，如胸背部治疗患者出现胸闷、气急、胸痛等症状。

第二节　B超引导下周围神经阻滞

超声引导下周围神经阻滞是一项微创治疗技术，具有实时分辨血管、神经、肌腱等重要组织的优势，可最大限度避免因穿刺而造成的损伤（图 9-2-1）。同时可以精确分辨穿刺靶点，减少注射药量，可大幅降低不良反应发生率。其适应证为相关神经分布区域的神经痛。本节主要介绍带状疱疹神经痛及带状疱疹后神经痛常见部位的超声引导下周围神经阻滞。

一、眶上神经

1. 解剖

眶上神经经眶上孔或眶上切迹，分布于上眼睑、前额部、前头皮至头骨顶部区域。眶上孔体表定位在眼眶上缘中、内 1/3 交界或中点附近。

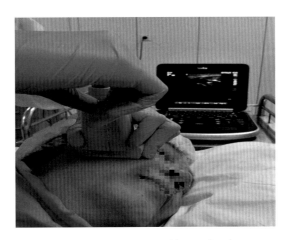

图 9-2-1　B 超引导下周围神经阻滞示意图

2.超声解剖与穿刺步骤

患者取仰卧位，采用高频线阵探头进行扫查。将超声探头平行置于眶上缘眉弓处，可见连续的高回声骨皮质显像（图 9-2-2），缓慢向足端移动探头直至回声图像中出现中断缺口（图 9-2-3），即为眶上孔或眶上切迹。以多普勒模式扫描可见眶上神经伴行的眶上动脉搏动。采用平面外或平面内技术，显示针尖至眶上切迹或眶上孔入口处，避免穿刺针尖进入眶上孔过深造成神经损伤，回抽确认无血无气后注射药液。

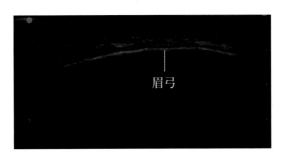

图 9-2-2　眶上神经阻滞超声解剖图

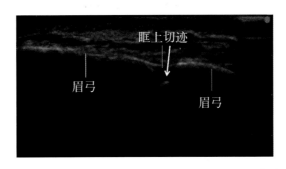

图 9-2-3　眶上神经阻滞超声解剖图（图中箭头为目标靶点）

3.并发症

局麻药毒性反应，上眼睑水肿、淤血、血肿、感染。

二、眶下神经

1.解剖

眶下神经是三叉神经第二支上颌神经的终支。通过眶下裂进入眼眶，走行于眶下沟内，与眶下动脉伴行穿出眶下孔。眶下神经支配下眼睑、鼻背外侧和上唇的皮肤。眶下孔多位于眶下缘中点下方 0.8 cm 处。

2.超声解剖与穿刺步骤

患者取仰卧位，将高频线阵超声探头水平置于眼眶下方 0.8 cm 处，小幅移动探头直至找到上颌骨表面高回声不连续的缺口，即为眶下孔（图 9-2-4）。以多普勒模式扫描，可见伴行的眶下动脉搏动。采用平面内或者平面外技术，穿刺针到达眶下孔处，避免针尖进入眶下孔过深导致神经损伤，回抽确认无血无气后注射药液。

3.并发症

局麻药毒性反应，面部水肿、淤血、血肿、感染。

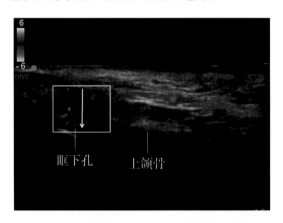

图 9-2-4　眶下神经阻滞超声解剖图（图中箭头为目标靶点）

三、颏神经

1.解剖

颏神经为下颌神经分支下牙槽神经的末梢支，与下牙槽动脉分支颏动脉伴行经由颏孔通过，支配下颌和颏部皮肤黏膜感觉。颏孔通常位于下颌第二前磨牙根部下方，下颌体上下缘连线中点，距正中线约 2.5 cm 处。

2. 超声解剖与穿刺步骤

患者取仰卧位，将高频线阵超声探头水平置于下颌体表面、第 2 前臼齿下方中线旁开 2.5 cm 左右处（图 9-2-5），扫查到表现为高回声的下颌骨超声图像后缓慢自尾端向头端移动探头，直至找到超声影像中断处，即为颏孔。采用多普勒模式时，可见伴随颏神经一同穿出颏孔的颏动脉搏动。采用平面内或平面外技术进针，针尖到达颏孔回抽确认无血无气后注射药液。

3. 并发症

局麻药毒性反应，注射部位周围水肿、淤血、血肿、感染。

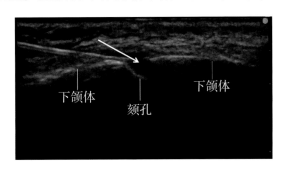

图 9-2-5　颏神经阻滞超声解剖图（图中箭头为目标靶点）

四、臂丛神经桡神经、尺神经、正中神经

1. 解剖

臂丛来源于脊神经 C5、C6、C7、C8、T1 的前支，也有来自 C4 颈神经和 T2 胸神经的神经纤维。这些脊神经到达前、中斜角肌肌间沟，在这一区域神经根形成 3 个神经干，包括 C5、C6 合成的上干，C7 合成的中干和 C8、T1 合成的下干组成臂丛，穿出肌间沟后越过锁骨后面中部时，每干又分为前、后两股，随后进入锁骨下窝并形成内侧束、外侧束和后束，三束和腋动脉位于腋鞘中，分别在腋动脉的内侧、外侧和后方走行。三束于腋窝分出终末支进入上肢，它们是腋神经、肌皮神经、正中神经、尺神经、桡神经、臂内侧神经和前臂内侧皮神经。

桡神经：发自 C5 ~ T1，皮支支配臂和前臂背面、手背桡侧两个半手指皮肤；肌支支配肱三头肌之长头、肘肌、肱桡肌及前臂背侧各伸肌及桡侧各伸肌。

尺神经：发自 C7 ~ T1，皮支支配手掌面尺侧一个半手指和手背面尺侧两个半手指皮肤，肌支支配尺侧腕屈肌、指深屈肌、尺侧两个蚓状肌、骨间肌和拇内收肌。

正中神经：发自 C6 ~ T1，皮支支配手掌面桡侧三个半手指皮肤；肌支支配前臂旋前圆肌、掌长肌、指浅屈肌、桡侧两个蚓状肌、拇长屈肌、指深屈肌和旋前方肌。

2. 超声解剖与穿刺步骤

（1）肌间沟入路：患者取患侧朝上侧卧位。将高频线阵探头于甲状软骨水平横向置于胸锁乳突肌上并逐渐向外侧移动，在超声图像上由内向外依次可以看到气管、甲状腺、颈总动脉、颈内静脉、前斜角肌、臂丛和中斜角肌（图9-2-6）。采用平面内进针技术，针尖到达目标位置后回抽确认无血无气后注射药液。

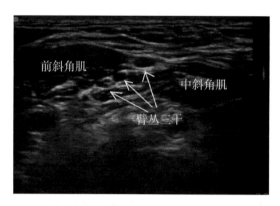

图 9-2-6　肌间沟入路臂丛神经阻滞超声解剖图（图中箭头为目标靶）

（2）腋窝入路：患者取头偏向健侧仰卧位，患肢外展，将高频线阵超声探头置于腋横纹处，首先于超声图像上找到呈圆形的腋动脉，可用彩色多普勒模式进行确认。以腋动脉为中心，各个神经支围绕其分布，内上方为尺神经，外上方为正中神经，下方为桡神经。在腋动脉的外侧稍远处还可见半月形或梭形的高回声结构的肌皮神经（图9-2-7）。采用平面内进针技术，针尖到达目标位置后回抽确认无血无气后注射药液。

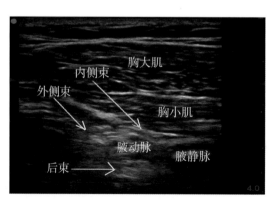

图 9-2-7　腋窝入路臂丛神经阻滞超声解剖图（图中箭头为目标靶点）

3.并发症

局麻药毒性反应、全脊麻、气胸，注射部位周围水肿、淤血、血肿、感染。

五、肋间神经

1.解剖

由来源于胸脊神经分支的胸神经前支组成。肋间神经左右对称，共11对，位于相应的肋间隙内；肋下神经1对，位于第12肋下方。肋间神经与肋下神经均与肋间动、静脉伴行，并在胸腹壁侧面发出外侧皮支，分布于胸腹侧壁的皮肤。

2.超声解剖与穿刺步骤

患者取患侧向上侧卧位，定位相应节段，一般采用高频线阵探头垂直置于肋骨上，清晰显示肋骨、胸膜、肋间肌群、肋间血管等声像，目标肋骨下缘即为肋间神经走行部位（图9-2-8）。采用平面内进针技术，针尖到达目标位置后回抽确认无血无气后注射药液。

3.并发症

局麻药毒性反应、气胸、血胸，注射部位周围水肿、淤血、血肿、感染。

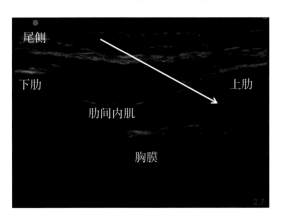

图 9-2-8　肋间神经阻滞超声解剖图（图中箭头方向为进针方向，箭头为目标靶点）

六、臀上皮神经

1.解剖

臀上皮神经主要来自 T12 ～ L3 脊神经后外侧支，大多分为内、外、中侧3支，在股骨大转子与第三腰椎间连线交于髂嵴处穿出深筋膜向下方形成臀上皮神经血管束，有学者把臀上皮神经越过髂嵴的部位称为骨纤维管。臀上皮神经支配臀外侧、臀上部和腰部皮肤。

2. 超声解剖与穿刺步骤

患者取俯卧位或患侧向上侧卧位，将线阵高频探头与髂骨平行置于股骨大转子与第三腰椎连线与髂嵴上缘的交点处。超声图像上显示髂嵴边缘图像即为目标位置（图 9-2-9）。采用平面内进针技术，针尖到达目标位置后回抽确认无血无气后注射药液。

3. 并发症

局麻药毒性反应，注射部位周围水肿、淤血、血肿、感染。

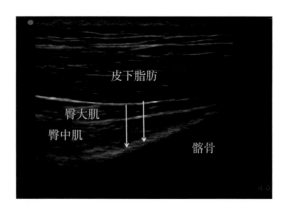

图 9-2-9　臀上皮神经阻滞超声解剖图（图中箭头为目标靶点）

七、坐骨神经

1. 解剖

坐骨神经是脊神经中骶丛的主要神经，发自 L4、L5、S1 ~ S3 脊神经的前支。大多数人的坐骨神经自梨状肌下孔出骨盆，有些变异可由梨状肌或经梨状肌上孔出骨盆，总干位于臀大肌深面，向外下方经坐骨结节与股骨大转子之间下行至股后侧。坐骨神经是股后群肌、小腿和足肌的运动神经，也是小腿和足的重要感觉神经。

2. 超声解剖与穿刺步骤

患者取患侧向上侧卧位，屈膝屈髋。体表定位坐骨结节、股骨大转子并作连线，将低频凸阵平行置于连线上，超声图像上可见内侧坐骨结节和外侧的股骨大转子，靠坐骨结节处可见三角形或梭形的坐骨神经（图 9-2-10）。采用平面内进针技术，针尖到达目标位置后回抽确认无血无气后注射药液。

3. 并发症

局麻药毒性反应，注射部位周围水肿、淤血、血肿、感染。

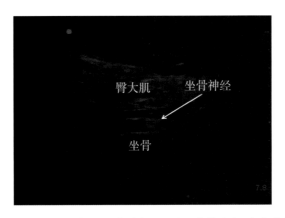

图 9-2-10　坐骨神经阻滞超声解剖图（图中箭头为目标靶点）

八、胫神经

1. 解剖

胫神经从腘窝上缘的坐骨神经分出后稍向内侧下行，位于膝部后方腘窝筋膜的正下方。跨越腘窝后，胫神经在腓肠肌之间继续下行，深入比目鱼肌，然后在跟腱和内踝之间分为内侧支和外侧支，支配小腿、足跟和足底内侧感觉。

2. 超声解剖与穿刺步骤

患者取俯卧位暴露腘窝区域，将高频线阵探头横行置于腘窝上方约 8 cm 处，首先识别搏动的腘动脉，其外侧为腘静脉，在腘静脉稍外侧的浅表区域可看到高亮回声的坐骨神经。然后将超声探头沿着坐骨神经向下追溯至出现两分叉即为内侧胫神经和外侧腓总神经（图 9-2-11）。采用平面内进针技术，针尖到达目标位置后回抽确认无血无气后注射药液。

3. 并发症

局麻药毒性反应、神经血管损伤，注射部位周围水肿、淤血、血肿、感染。

九、腓总神经

1. 解剖

腓总神经为坐骨神经的一个主要分支，从腘窝上缘的坐骨神经分出，绕腓骨颈穿腓骨长肌近侧端，达腓骨颈前面分为腓浅和腓深神经。支配膝关节以下和小腿后外侧皮肤感觉。此处腓总神经位置较为表浅，容易受到不当外力或是止血带压力而受到压迫，从而产生神经症状。

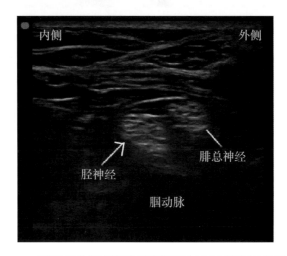

图 9-2-11　腘窝层面胫神经阻滞超声解剖图（图中箭头为目标靶点）

2. 超声解剖与穿刺步骤

患者取患侧向上侧卧位，膝关节稍屈曲。将高频线阵探头横行置于腘窝上方约 8 cm 处，首先识别搏动的腘动脉，其外侧为腘静脉，找到坐骨神经分叉处，并追踪腓总神经由腘窝后区到腓骨小头处，尽量采用短轴扫描，可见椭圆形的腓总神经（图 9-2-12，图 9-2-13）。于腘窝层面或腓骨小头层面均可行腓总神经阻滞治疗。采用平面内进针技术，针尖到达目标位置后回抽确认无血无气后注射药液。

3. 并发症

局麻药毒性反应、神经血管损伤，注射部位周围水肿、淤血、血肿、感染。

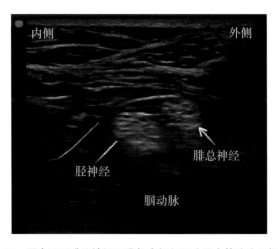

图 9-2-12　腘窝层面腓总神经阻滞超声解剖图（图中箭头为目标靶点）

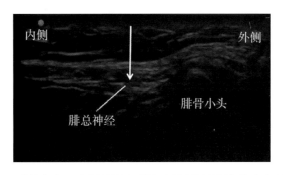

图 9-2-13　腓骨小头层面腓总神经阻滞超声解剖图（图中箭头为目标靶点）

十、跗管

1. 解剖

跗管也叫踝管，是内踝后下方距骨、跟骨和屈肌支持带形成的骨纤维管，其内容物包括（由前至后）胫骨后肌腱及腱鞘、趾长屈肌腱及腱鞘、胫后动静脉和胫神经、拇长屈肌腱及腱鞘。

2. 超声解剖与穿刺步骤

患者可取检测肢向下侧卧位，患肢内踝向上。将高频线阵探头横向置于内踝后上方，可见波动的胫后动脉和伴行的胫后静脉及高回声的胫后神经（图 9-2-14）。采用平面内进针技术，针尖到达目标位置后回抽确认无血无气后注射药液。

3. 并发症

局麻药毒性反应、神经血管损伤，注射部位周围水肿、淤血、血肿、感染。

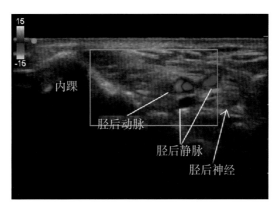

图 9-2-14　踝管胫神经阻滞超声解剖图（图中箭头为目标靶点）

（杜冬萍　吕莹莹）

第十章

射频介入疗法

第一节　概　述

一、射频的分类

射频（radio frequency，RF）镇痛技术是疼痛科重要的物理性微创治疗手段之一，是疼痛科治疗疾病的核心技术。根据输出的超高频电流的方式不同，分为标准射频（连续射频，continuous radiofrequency，CRF）和脉冲射频（pulsed radiofrequency，PRF）。

标准射频通过特定穿刺针输出类似无线电波的超高频电流，精确地使针尖周围组织内的离子振荡摩擦，产生热量使局部温度升高，起到组织热凝固或切割作用，达到治疗疾病的目的，因此也称为"射频热凝"或"射频消融"技术。在临床实践中发现不同热凝温度疗效近似，同时相应毁损皮区感觉缺失是短暂的，但镇痛效果更为持久，说明热凝不是产生镇痛的唯一机制，由此提出了脉冲射频。脉冲射频是通过丛集性射频电流作用于组织，控制组织温度在 38 ～ 42℃，并由热场与电场效应来改变机体的伤害性感受传导通路、炎症因子等分子机制达到镇痛效果。

二、标准射频的生理基础

感觉神经纤维存在两类神经纤维：一类是主司痛温觉的直径 3 ～ 4 μm 的有髓鞘的 A_δ 纤维和直径 0.5 μm 的无髓鞘的 C 纤维，一类是司触觉的神经，其直径 6 ～ 17 μm 的 A_α、A_β 纤维。这两种纤维的耐热性不同，A_δ、C 纤维对热的耐受性较差，温度高于 60℃ 时易受到破坏，A_α、A_β 纤维的耐热性较强，即使达到 75 ～ 80℃

仍能保持传导功能。标准射频就是利用神经纤维对温度的不同耐受性选择性地阻滞痛觉保留触觉治疗的，而且 80℃ 以下运动神经纤维也不会受到损伤。

三、脉冲射频的生理基础

脉冲射频以脉冲的方式产生不连续的电流，在 1 s 内发出两簇频率为 500 kHz、持续时间为 20 ms 的高频电流，其后紧接着是 480 ms 的间歇期，靶组织的最高温度不超过 42℃（各种软组织中，温度超过 43℃ 时就可以诱发细胞凋亡），因而保证了神经纤维组织结构和生理功能的完整性。而脉冲射频的作用机制目前尚不清楚，主要考虑以下情况。

（1）通过区域性高频电流波动产生电磁场，对局部组织中的电解质离子产生作用力，使其快速移动，由此导致离子流发生改变，使神经元细胞膜的结构和功能发生相应的变化，从而产生镇痛作用。

（2）抑制痛觉纤维传导、抑制小胶质细胞活化、缓解炎症细胞因子表达、调节淋巴细胞比例等分子机制产生镇痛。

（3）电流的局部加温，松解神经周围物质，改变神经偶联现象。

四、射频常用的参数

射频治疗参数主要集中于作用距离、温度、时间、频率、电压等。

对于标准射频来说，距离神经越远损伤越小。若电极正好在神经上，引起神经放电的 50 ~ 100 Hz 频率需要的最小电流在 0.5 mA 左右，相当于在 500 Ω 电阻上加 0.25 V 的电压产生的电流。电压越低获得的感觉刺激越强，表明电极距离神经越近。有资料显示，最适当的神经毁损距离是针尖距离神经 3 mm 以内，所以刺激电压应在 0.3 ~ 0.6 V 内。当电压小于 0.3 V 时诱发出神经支配区域感觉异常、肌肉抽动，则针尖可能位于神经中；当电压在 0.5 ~ 0.7 V 时神经出现异常反应，说明针尖紧贴着神经；大于 1 V 电压神经未发生任何反应，则神经位于针尖 5 mm 外；当电压到达 2 V 才感到神经刺激则针尖可能距神经 1 cm 以上。据此，射频毁损感觉神经，通常会采用低频电流刺激判断距神经的距离，当电压在 1 V 以上才有肌肉抽动，说明 5 mm 内无运动神经经过或者运动神经处于髓鞘的保护下，此时加热毁损感觉神经治疗疼痛不会伤及运动神经。

标准射频还有两个重要维度，即射频温度和输出时间。射频电极在体外加热时发现：60 ~ 65℃ 时出现蛋白凝固，80℃ 时组织引起焦痂反而影响毁损的范围，高于 85℃ 可以引起细胞的沸腾、脱水甚至烧焦和缩小毁损的范围，高于 90℃ 可能引起靶点组织过热和拔出电极时组织撕裂。在一个特定的温度范围内，毁损范围的大小和温度呈现一定的线性关系，但是达到一定水平后即不再提升。当温度达到 60℃ 时，感受痛温觉的 A_δ 和 C 纤维传导被阻滞，70 ~ 75℃ 时这些神经纤维被破坏，而传导触觉的 A_α、A_β 纤维的功能被保存。其次是输出时间，蛋白的变性不会随着加温时间的延长而增加毁损的程度，而短暂的加温仅为强刺激，未形成损伤。20 s 以内的加热，神经仅浅表损伤容易恢复，20 s 以上出现神经传导阻滞，而到达 120 s 以后不会增加组织毁损，即镇痛疗效。有研究显示，针尖温度达到 75℃ 时，最大损伤在 40 s 时到达，60 s 后不再增加。因此，想要达到最大毁损面积，建议逐步提高温度，每个温度点持续 30 s 以上，预定温度持续 60 ~ 120 s，射频治疗升温过快反而会影响毁损范围。

脉冲射频，标准治疗参数一般设定为：42℃、2 Hz、120 s，此参数于 1997 年由斯勒伊特尔（Sluijter）提出，国内外沿用至今，临床实践与实验研究以探讨其治疗效果、安全性及其作用机制，目前临床上 PRF 的最佳参数仍在不断探索中。脉冲射频的热效应有限，当设定温度上调时发现组织温度达到 50℃ 后不再上升，仍处在神经可恢复温度之内。考虑到 43℃ 时就可以诱发细胞凋亡，一般脉冲射频针尖温度仍设定为 42℃。关于脉冲射频持续时间，即暴露时间，研究证实延长持续时间可提高疗效，到达 6 min 时疗效最佳。另外在相同时间、温度下，刺激电压越高效应越强，电磁场效应更强，但对于理想的电压设定仍未确定。

五、射频治疗的适应证与禁忌证

（一）适应证

（1）诊断明确。

（2）患者及家属理解并同意。

（二）禁忌证

（1）有出血倾向或正在进行抗凝治疗的患者。

（2）穿刺部位感染。

（3）重要脏器功能不全或衰竭者。

（4）有精神障碍或严重心理疾病者。

（5）患者及家属不理解或对该治疗有分歧意见的。

六、损伤的预防与治疗

射频治疗的损伤分为两种，一种是穿刺损伤，一种是射频治疗损伤。避免穿刺损伤，首先是要熟悉穿刺部位的解剖结构，其次是在穿刺过程中运用 X 线、CT、B 超等引导下进行，优选 CT 进行引导；再则穿刺过程中应注意手法，宜缓慢进针，避免反复穿刺，损伤神经、血管。避免射频损伤，主要针对标准射频，应完善治疗前电刺激，控制针尖与神经的距离，避免造成运动神经的损伤，对于浅层皮神经射频，注意控制温度及深度，避免引起局部皮肤灼伤起疱。

损伤的治疗，不同部位主要集中在血管损伤和神经损伤的治疗。血管损伤后局部可出现血肿，予压迫止血后冷敷消肿，对于深部的出血怀疑有血肿时，应及时行 CT 检查，予止血支持治疗，必要时外科手术治疗。神经损伤后予营养神经、消肿脱水等治疗，稳定后进行神经康复训练。

第二节　射频疗法在带状疱疹神经痛治疗中的临床应用

带状疱疹可发生于任何周围神经分布区域，主要是脊神经和颅神经，但最常见于胸段脊神经分布的皮区。各分布神经在射频模式的选择上，首先选择脉冲射频。但临床发现，单纯感觉神经或末梢对于机体功能影响不大的混合性神经可以选择射频热凝，疗效好于脉冲射频，长远观察并发症较少。混合性神经涉及重要的运动神经或重要的感觉神经，首选脉冲射频，如颈深丛、臂丛等。

一、三叉神经

（一）功能解剖

三叉神经经自半月神经节出发，三大分支分别为眼神经、上颌神经和下颌神经。半月神经节位于颅中窝的内侧面，在卵圆孔的内后上方，卵圆孔的最内侧是半月神经的第一分支，中央部分是第二分支，外侧部分是第三分支。眼神经是最小的分支，从半月神经节上内侧分出，经眶上裂入眶。上颌神经由半月神经节前部经圆孔出颅，入翼腭窝，在此发出数支神经分支。下颌支最为表浅，位于卵圆孔外侧，进入卵圆孔及 Meckel 腔（三叉神经腔）的末端。

（二）操作与定位

带状疱疹发生于三叉神经多为一支发病，二支或三支同时发病较少，治疗上多采用分支治疗为主，少数采用半月神经节射频治疗。

1. 下颌支及半月神经结

（1）体位：仰卧位，颈椎伸展，颈下枕柱状治疗枕。

（2）穿刺点定位：患侧眦外缘的垂直线与同侧口角水平线的交点（图 10-2-1）。

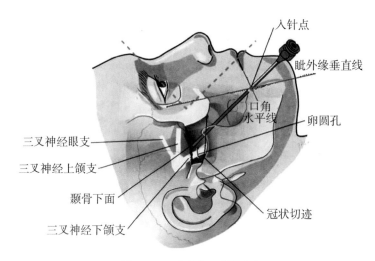

图 10-2-1　穿刺点，进针方向

（引自 Steven D. Waldman：Atlas of pain management injection tecniques）

（3）操作要点：常规皮肤消毒，穿刺点局麻后，取 15 cm 长、裸露端 0.5 cm 射频针，沿瞳孔方向（嘱患者目视正前方）及颞骨的关节结节前缘方向进针（图 10-2-1），缓慢进针直到触及颅底。轻轻退针，调整进针方向，触探卵圆孔，至患者诉下颌支放电感觉时，再进针 3～5 mm，针尖进入卵圆孔，进入卵圆孔有黏滞感，如再向前进针患者出现上颌神经放电感，提示针尖已达半月神经节。（X 线定位侧方 15° 颅底正位、平双侧下颌冠状突连线，患侧约 3 cm（图 10-2-2）；CT 定位颅底位见针尖进入卵圆孔（图 10-2-3）定位无误后，拔出针芯，回抽无血无脑脊液，行感觉（50 Hz、1 V）运动（2 Hz、1.0 V）测试，复制并明确刺激范围与疼痛范围相吻合，给予 50℃、30 s，60℃、30 s，70℃、1 min 标准射频或脉冲射频 42℃、2 Hz、6 min 治疗。

注意操作过程中询问患者前额与眼结膜感觉，有痛感时立即停止操作。可适当注射局麻药物，确保前额与眼结膜无痛感，以减少患者不适感，并密切观察患者神志。穿刺时注意迷走反应，必要时注射阿托品 0.5 mg。

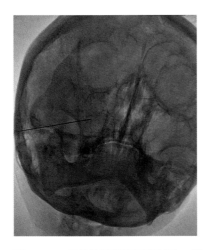

图 10-2-2　三叉神经卵圆孔穿刺图 X 线

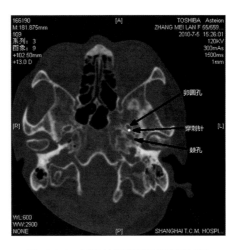

图 10-2-3　三叉神经卵圆孔穿刺图 CT

2. 上颌支（前侧路穿刺法）

（1）体位：患者取平卧头后仰位。

（2）穿刺点定位：眼眶外缘垂直线与颧骨下缘 1 cm 相交叉点。

（3）操作要点：常规皮肤消毒，穿刺点局麻后，取 15 cm 长、裸露端 0.5 cm 射频针，穿刺针向颧弓下缘中点的方向前进约 3 cm，间歇 CT 扫描引导下调节针尖分次向圆孔前进，至圆孔外口时会出现下颌神经异感，CT 扫描定位无误（图 10-2-4），拔出针芯，回抽无血无气，行感觉（50 Hz、1 V）运动（2 Hz、1.0 V）测试，复制疼痛并明确刺激范围与疼痛范围相吻合，给予 50℃、30 s，60℃、30 s，65℃、1 min 标准射频或脉冲射频 42℃、2 Hz、6 min 治疗。

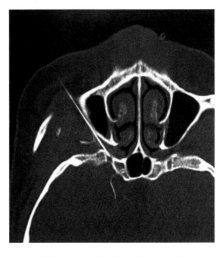

图 10-2-4　圆孔穿刺图（CT）

3. 眶上神经

（1）体位：取仰卧位。

（2）穿刺点定位：在眶上眉弓处，眼眶上缘中、内 1/3 交界或离正中线 2.5 ~ 3 cm 处摸出切迹或用棉签触压眶缘找到放射性痛点的位置（图 10-2-5）。

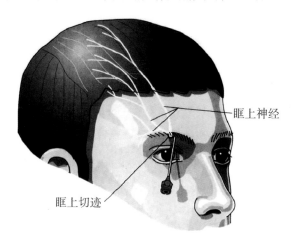

眶上神经

眶上切迹

图 10-2-5　眶上孔，眶上神经定位

（引自 Steven D. Waldman：Atlas of pain management injection tecniques）

（3）操作要点：常规皮肤消毒铺巾局麻后，取 5 cm 长射频穿刺针自切迹或压痛点垂直刺入皮肤并直达骨面，若无触电样感，则改变针头的方向在附近寻找，出现放射痛时固定穿刺针，拔出针芯，回抽无血，行感觉（50 Hz、1 V）运动（2 Hz、1.0 v）测试，复制并明确刺激范围与疼痛范围相吻合，给予 50℃、30 s、60℃、30 s、65℃、1 min 标准射频或脉冲射频 42℃、2 Hz、6 min 治疗。

（三）并发症及预防与处理

1. 半月神经节及下颌支

（1）出血及血肿：卵圆孔周围的棘孔、破裂孔有脑膜中动脉、颈内动脉进入颅腔，操作不慎可损伤血管，造成颅内出血，一般无凝血障碍者可自行吸收。翼腭窝内富含血管，面部血肿和眼部的巩膜下血肿。其中面部血肿后肿胀、瘀青常易发生，一般可间断冷敷缓解。控制穿刺的深度及方向，避免反复穿刺，可减少出血及血肿的发生。

（2）眩晕综合征：为较常见并发症，系药物刺激脑膜或药物侵及听神经的前庭神经部分所致，可出现恶心、呕吐、全身出汗、眼球震颤、心率减慢等症状。出现此征后嘱患者安静平卧，静滴甘露醇，止呕，必要时吸氧，症状可在几小时内消失。

（3）阻滞区域内感觉丧失或异常：阻滞后以温、痛觉减退或消失为主，触觉可存在，以麻木表现多见。经数月或数年后逐渐恢复，恢复快者易复发。2%～5%患者可出现麻、刺、蚁走等异常感觉，重者可有阻滞后疼痛即痛性感觉缺失，可能是由于半月神经节毁损阻滞不完全造成。有较重的异常感觉可考虑再次阻滞。疱疹神经损伤明确者，感觉可能无法恢复。

（4）同侧角膜病变及失明：该治疗最为严重的并发症。此并发症重在预防，穿刺成功后有脑脊液抽出，即放弃治疗；局麻试验有眼神经感觉丧失或射频出现额部疼痛时停止操作，应调整方向。

一般术后患侧眼睛应避光 24 h。如出现此并发症，即予激素、抗生素、维生素治疗，局部应用抗生素眼膏，避光保护，必要时眼科会诊协助治疗。

2. 上颌支

注意操作过程中穿刺针尖方向，避免穿破较薄的上颌窦外壁，避免穿刺进入眶上裂，引起动眼神经损伤。

3. 眶上神经

眶上神经穿刺后出现的上眼睑水肿、局部血肿多在数日内消退，可拔针后压迫穿刺点 3 min 及术后冷敷来预防。眶上神经穿刺偶可引起上眼睑下垂，一般无须特殊处理。

二、舌咽神经

（一）功能解剖

舌咽神经是第九对脑神经，发自延髓的舌咽神经核的混合神经。经颈静脉孔出颅，发出咽支、茎突咽肌支、颈动脉窦支、舌支、扁桃体支和鼓室神经。受损时患侧舌后 1/3 味觉缺失、咽肌力弱，患侧软腭反射消失、咽部感觉丧失。舌咽神经运动支发出分支支配茎突咽肌，感觉支发出感觉神经分布于舌后 1/3、腭扁桃体和口咽部的黏膜。该神经纤维包含特异性的内脏传入神经支，传导舌后 1/3 味蕾感受到的信息。此外，舌咽神经传导来自颈动脉窦和颈动脉体的信息，用来调控血压、脉搏，呼吸运动的调节支配亦发自该神经。副交感神经纤维并入该神经并到达耳神经节，耳神经节后纤维支配腮腺的分泌活动。

舌咽神经穿出颈静脉孔处毗邻迷走神经、副神经和颈外静脉，三种神经均走行于颈内动、静脉之间的沟内。

（二）操作与定位

1.口外入路

（1）体位：仰卧位，头转向操作对侧。

（2）穿刺点定位：在乳突与下颌角之间画一条假想的线，在该线中点下方即为茎突。X线定位：侧位可见针尖位于乳突与下颌角连线中点，正位平寰椎外同侧约2 cm。

（3）操作要点：常规皮肤消毒，穿刺点1%利多卡因局麻后，取长10 cm、裸露端5 mm射频针由乳突的前缘刺入，垂直进针，在进针深度达约2 cm时可触及茎突。然后，向后方滑移至茎突后缘（图10-2-6）。一旦骨面触及感消失，轻轻回抽见无血液或脑脊液流出，定位成功（图10-2-7）后，行感觉（50 Hz、1 V）、运动（2 Hz、1.0 V）测试，复制并明确刺激范围与疼痛范围相吻合，给予50℃、30 s，60℃、30 s，65℃、1min标准射频或脉冲射频42℃、2 Hz、6 min治疗。

（4）治疗时注意心电监护，防止影响迷走神经，出现心率加快或减慢，甚至停跳。

2.口内入路

（1）体位：仰卧位，嘴张大。

（2）穿刺点定位：患侧咽腭弓下外侧方的黏膜。

（3）操作要点：2%利多卡因舌面麻醉，使压舌板或喉镜加压时舌头可平放在口腔内。穿刺点局部消毒后，取射频针，将针头人为弯出25°的角度，刺入后方咽腭弓下外侧方的黏膜内（图10-2-8），进针深度约0.5 cm。轻轻回抽无血液或脑脊液后，射频操作同前。

（三）并发症及预防与处理

1.血管损伤、血肿与吞咽困难

损伤颈内静脉和颈动脉可形成局部血肿，需要局部压迫止血及冷敷。阻滞运动神经后可导致继发于茎突咽肌无力的吞咽困难。如果无意间阻滞了迷走神经，可导致继发于同侧声带麻痹的发声困难，一般无须处理，可自行恢复。

2.心动过速或心动过缓、舌肌无力

迷走神经被阻滞时会出现反射性心动过速，而穿刺或射频治疗中因刺激迷走神经发生严重的心动过缓，甚至心脏停搏，须密切监测，备好急救药品与设备，必要时放弃操作。偶发的舌下神经和副神经阻滞可导致舌肌和斜方肌无力。

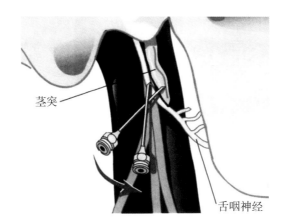

图 10-2-6　舌咽神经口外穿刺图

（引自Steven D. Waldman：Atlas of pain management injection tecniques）

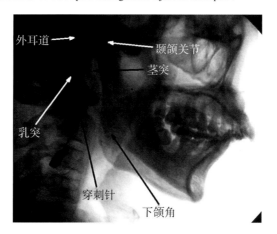

图 10-2-7　舌咽神经穿刺图

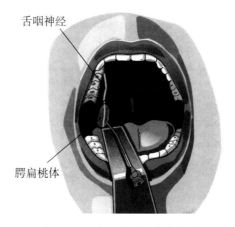

图 10-2-8　舌咽神经口内穿刺图

（引自Steven D. Waldman：Atlas of pain management injection tecniques）

3. 痛性感觉缺失

少数患者神经松解术或神经毁损术后发生了阻滞后局部感觉迟钝。轻则有轻度的烧灼不适感或牵拉感，重则可出现严重疼痛。严重的阻滞后疼痛即称为痛性感觉缺失。该种症状往往比患者原发疼痛更严重、更难以治疗。轻度痛性感觉缺失可给予加巴喷丁药物口服，重者采用颅内运动皮质电刺激治疗。

三、翼腭神经节

（一）功能解剖

翼腭神经节（又称为蝶腭神经节、鼻神经节或 Meckl 神经节）位于翼腭窝内，中鼻甲后方。副交感神经纤维来自面神经的岩大神经，交感神经纤维来自岩深神经，感觉神经纤维来自三叉神经的上颌神经。可通过表面点滴或注射局麻药的方式达到阻滞的效果。

（二）操作与定位

（1）体位：仰卧位，颈椎摆正。
（2）穿刺点定位：颧弓中点与下颌切迹中点连线下 1/3 处（图 10-2-9）。

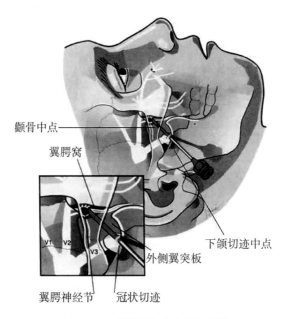

图 10-2-9　翼腭神经节穿刺方法图

（引自 Steven D. Waldman：Atlas of pain management injection tecniques）

3.操作要点：患侧头面部常规消毒铺巾，穿刺点局麻后，取长 10 cm、裸露端 5 mm 射频针垂直皮肤进针触及翼外侧板，进针 2.5 ~ 5 cm。然后退针至皮下朝同侧瞳孔方向穿刺进针，或稍退针向上和向前轻轻调整针头方向进针，从而使针尖恰位于翼外侧板的下方，滑过翼外侧板前缘，针头刺入位于上颌神经下方的翼腭窝内（图 10-2-9、图 10-2-10、图 10-2-11），患者诉第二支异感。穿刺回抽无血成功后，行感觉（50 Hz、1 V）、运动（2 Hz、1.0 V）测试，复制并明确刺激范围与疼痛范围相吻合，给予 50℃、30 s，60℃、30 s，65℃、1 min 标准射频或脉冲射频 42℃、2 Hz、6 min 治疗。

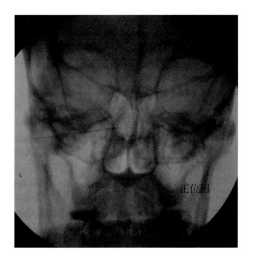

图 10-2-10　翼腭神经节穿刺图（正位）

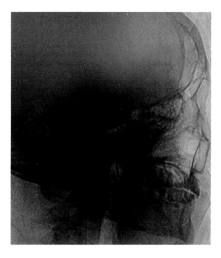

图 10-2-11　翼腭神经节穿刺图（侧位）

（三）并发症及处理

1.局部血肿

翼腭窝附近血管丰富，穿刺较易造成出血，一般无须特殊处理，冷敷即可。

2.局麻药中毒

翼腭窝附近血管丰富，局麻药药物过量入血出现中毒反应。

3.局部疼痛及第二支阻滞

翼腭神经节穿刺导致的局部疼痛及第二支阻滞，一般无须特殊处理。

四、颈丛

（一）功能解剖

颈丛由第 1 到第 4 颈神经前支构成的神经丛。位于胸锁乳突肌上部的深面，中斜角肌和肩胛提肌起端的前方。颈丛的分支包括：肌支、皮支和与舌下神经、副神经的交通支。最重要的运动支为膈神经，还分出运动纤维至副神经脊髓根及颈部椎旁和深部肌肉。除了第 1 颈神经，其他神经均分出大量皮肤感觉纤维。颈丛的分支有浅支和深支，浅支亦称为颈丛皮支。颈丛皮支由胸锁乳突肌后缘中点附近穿出，位置表浅，散开行向各方，其穿出部位是颈部皮肤浸润麻醉的一个阻滞点。主要的浅支有：枕小神经沿胸锁乳突肌后缘上升，分布于枕部及耳背面上部的皮肤；耳大神经沿胸锁乳突肌表面行向前上，至耳及其附近的皮肤；颈横神经横过胸锁乳突肌浅面向前，分布于颈部皮肤；锁骨上神经有 2 ~ 4 支行向外下方，分布于颈侧部、胸壁上部和肩部的皮肤。颈丛深支主要支配颈部深肌、肩胛提肌、舌骨下肌群和膈肌。

（二）操作与定位

1. 浅丛

（1）体位：去枕平卧，头稍转向对侧，暴露胸锁乳突肌。

（2）穿刺点定位：胸锁乳突肌后缘中点（图 10-2-12）。

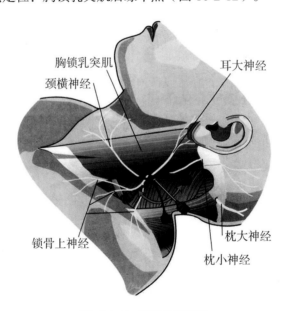

图 10-2-12 颈浅丛穿刺图

（引自 Steven D. Waldman：Atlas of pain management injection tecniques）

（3）操作要点：颈部常规消毒，穿刺点局麻后，取长 10 cm、裸露端 5 mm 射频针垂直皮肤进针，针尖透过胸锁乳突肌肌膜时有落空感，停止进针，再按枕小、耳大、颈横、锁骨上方向，行感觉（50 Hz、1 V）、运动（2 Hz、1.0 V）测试，复制疼痛并明确刺激范围与疼痛范围相吻合，给予 50℃、30 s，60℃、30 s，65℃、1 min 标准射频或脉冲射频 42℃、2 Hz、6 min 治疗。

2. 深丛

（1）体位：去枕平卧，头稍转向对侧，暴露胸锁乳突肌。

（2）穿刺点定位：C2、C3、C4 横突处。C4 横突正处于胸锁乳突肌后缘中点平面，C2 横突位于乳突后下 1 ~ 1.5 cm 处平面，C3 横突位于 C2 ~ C4 横突连线中点。

（3）操作要点：颈部常规消毒，穿刺点局麻后，左手固定需要穿刺的横突远端，右手取长 10 cm、裸露端 5 mm 射频针斜向内呈约 45° 方向进针，抵至横突远端后，X 线正侧位无误（图 10-2-13、图 10-2-14）行感觉（50 Hz、1 V）、运动（2 Hz、1.0 V）测试，复制并明确刺激范围与疼痛范围相吻合，给予 50℃、30 s，60℃、30 s，65℃、1 min 标准射频或脉冲射频 42℃、2 Hz、6 min 治疗。

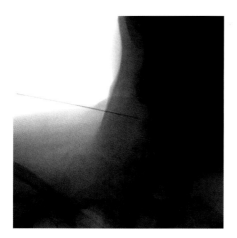

图 10-2-13　颈深丛神经穿刺图（正位）

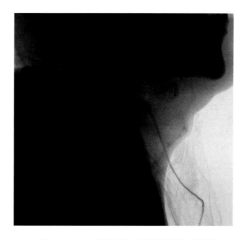

图 10-2-14　颈深丛神经穿刺图（侧位）

（三）并发症及处理

1. 局部血肿

颈丛附近血管丰富，穿刺较易造成出血，一般无须特殊处理，冷敷即可。

2. 局麻药中毒

颈丛附近血管丰富，局麻药药物过量入血出现中毒反应。

3. 硬膜外、硬膜下、蛛网膜下腔误注

导致严重的感觉运动神经阻滞，治疗中及时观察患者反应，必要时抢救（提前备好抢救设备）。

4. 膈神经阻滞

单侧阻滞一般无须处理，切忌双侧治疗。

五、臂丛

（一）功能解剖

臂丛由第 5 至第 8 颈神经前支和第 1 胸神经前支的大部纤维反复交织而成，斜行于颈根部和腋窝大血管周围的神经，也可有部分颈 4 和胸 2 脊神经的纤维。组成臂丛的神经自颈髓的外侧发出，向下向外与锁骨下动脉会合。臂丛和动脉走行于前斜角肌和中斜角肌之间，向下自锁骨中段后穿过，在第 1 肋骨顶部到达腋窝。臂丛的分支分布于胸上肢肌、上肢带肌、背浅部肌（斜方肌除外）以及臂肌、前臂肌、手的肌、关节、骨和皮肤。

（二）操作与定位

1. 肌间沟法

（1）体位：去枕仰卧位，头偏向对侧。

（2）穿刺点定位：由前中斜角肌、肩胛舌骨肌形成的三角间隙（图 10-2-15）。

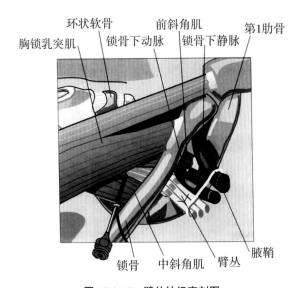

图 10-2-15　臂丛神经穿刺图

（引自 Steven D. Waldman：Atlas of pain management injection tecniques）

（3）操作要点：颈部常规消毒铺巾，左手固定穿刺部位皮肤，右手取长

10 cm、裸露端 5 mm 射频针略向下后方进针，穿过浅筋膜后有落空感，调整针尖，患者上肢及肩部有异感，行感觉（50 Hz、1 V）、运动（2 Hz、1.0 V）测试，复制并明确刺激范围与疼痛范围相吻合，给予脉冲射频 42℃、2 Hz、6 min 治疗。

2. 腋路法

（1）体位：去枕仰卧位，患肢外展 90°，屈肘 90°，手背贴近床靠近头部，显露腋窝。

（2）穿刺点定位：腋窝动脉搏动处（图 10-2-16）。

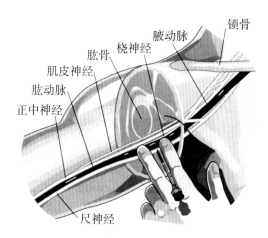

图 10-2-16　臂丛穿刺

（引自 Steven D. Waldman：Atlas of pain management injection tecniques）

（3）操作要点：腋窝常规消毒后，左手至腋窝搏动最高处固定动脉鞘，局麻后，右手取长 10 cm、裸露端 5 mm 射频针向动脉下缘进针，有筋膜突破感后，调整针尖位置，行感觉（50 Hz、1 V）、运动（2 Hz、1.0 V）测试，复制并明确刺激范围与疼痛范围相吻合，给予脉冲射频 42℃、2 Hz、6 min 治疗。

（三）并发症预防及处理

1. 血肿与局麻药中毒

臂丛区域血管密集，又邻近大血管，穿刺过程中易误伤血管引起出血及局部血肿，如损伤大血管应立即停止操作，压迫止血。注射注意回抽，误入血管引起中毒。如出现血肿后应静卧，沙袋或冰袋压迫，勿行血肿穿刺。

2. 全脊髓麻醉

由于邻近椎管，有可能将局麻药注入硬膜外、硬膜下或蛛网膜下腔。处于该平面下即使少量药液误入蛛网膜下腔也可导致全脊麻。应控制穿刺方向及穿刺深度，特别是高位侧入路，易穿刺经椎间孔进入椎管，初学者多选择前侧入路。若出现，应做好抢救措施。

3. 气胸或血气胸

肺尖处于在 C7 与 T1 间隙，如穿刺位置过低或穿刺不正确，易损伤胸膜及肺，可发生气胸或血气胸，尤其是右侧更易出现。如穿刺时出现咳嗽、胸痛，应警惕胸膜及肺的损伤。

4. 其他

臂丛阻滞有时导致喉返神经阻滞、上肢麻痹，一般无须处理。

六、星状神经节

（一）功能解剖

星状神经节是由颈下神经节和第 1 胸神经节融合而成的神经节。呈梭形或星状，多位于第 1、第 2 胸椎间的椎间盘平面，椎动脉正前方、颈总动脉和颈静脉内侧、食管和气管的两侧。

（二）操作与定位

1. 前侧入路法

（1）体位：仰卧位，颈椎摆正，稍伸展。

（2）穿刺点定位：在环甲膜（C6）水平定位胸锁乳突肌内侧缘下 1 ~ 1.5 cm，约位于胸锁关节上缘 2 cm，正中线旁开约 1.5 cm（气管外缘）（图 10-2-17）。

（3）操作要点：颈部常规消毒铺巾，局麻后，于患侧用左手示指和中指在胸锁乳突肌内缘，将肌肉及颈动脉向外侧轻轻推，取长 10 cm、裸露端 5 mm 射频针垂直皮肤进针，直到触及 C6 横突的骨面，稍退针，向尾侧 15° 角滑移至 C6 与 C7 之间横突前缘（图 10-2-17）。定位无误后（图 10-2-18），轻轻抽吸无回血和脑脊液后，行感觉（50 Hz、1 V）、运动（2Hz、1.0 V）测试，给予 50℃、30 s，60℃、30 s，65℃、1 min 标准射频或脉冲射频 42℃、2 Hz、6 min 治疗。进针深度约 3 cm 时仍无骨性触感或出现上肢放射感，针头可能刺入了 C6 和 C7 横突间隙或穿过间隙。发生这种情况时，宜退出针头，调整进针路径。

2. 高位侧入路

（1）体位：仰卧位，头转向对侧。

（2）穿刺点定位：环甲膜（C6）水平定位胸锁乳突肌后缘（与颈外静脉交叉点处）。

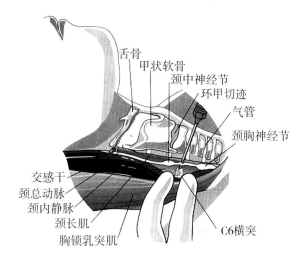

图 10-2-17　星状神经节穿刺图

（引自 Steven D. Waldman：Atlas of pain management injection tecniques）

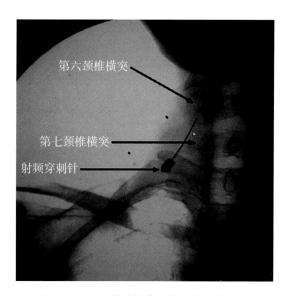

图 10-2-18　星状神经节穿刺图（X 线正位）

（3）操作要点：颈部常规消毒，局麻后，取长 10 cm、裸露端 5 mm 射频针垂直皮肤进针，穿刺至 C6 横突后，稍退针，于横突前缘向尾侧呈 45°滑移约 1 cm，定位无误后，回抽无血和脑脊液，行感觉（50 Hz、1 V）、运动（2 Hz、1.0 V）测试，给予 50℃、30 s，60℃、30 s，65℃、1 min 标准射频或脉冲射频 42℃、2 Hz、6 min 治疗。切忌穿刺过深，进入椎间孔。

（三）并发症预防及处理

1. 血肿与局麻药中毒

该解剖区域血管密集，又由于邻近大血管，在穿刺过程中如果误伤血管可引起出血及局部血肿，如损伤大血管应立即停止操作，压迫止血。注射注意回抽，误入血管易引起中毒。如出现血肿后应静卧，沙袋或冰袋压迫，勿行血肿穿刺。

2. 全脊髓麻醉

由于邻近椎管，可能将局麻药注入硬膜外、硬膜下或蛛网膜下腔。处于该平面下即使少量药液误入蛛网膜下腔也可导致全脊麻。应控制穿刺方向及穿刺深度，特别是高位侧入路，穿刺易经椎间孔进入椎管，初学者多选择前侧入路。如若出现，做好抢救措施。

3. 气胸或血气胸

肺尖处于 C7 与 T1 间隙，如穿刺位置过低或穿刺不正确，易损伤胸膜及肺，可发生气胸或血气胸，尤其是右侧更易出现。如穿刺时出现咳嗽、胸痛，应警惕胸膜及肺的损伤。

4. 其他

操作过程中如果出现喉返神经阻滞或上肢麻痹，一般无须处理。

七、胸背根神经节

（一）功能解剖

胸背根神经节位于椎间孔内，是脊神经后根上的神经节，背根神经节负责接收身体受到伤害的痛觉传导。脊神经后根与前根汇合成脊神经根穿出椎间孔，离开椎间孔后，胸脊神经根在椎间孔的后方形成一个侧支环，向脊椎韧带、脊膜以及它们各自的脊骨提供神经分布。胸脊神经根通过胸段交感链，将白质分支传导的有髓鞘的神经节前纤维和灰质分支传导的无髓鞘的神经节后纤维进行分界。在向这些胸交感神经系统和侧支循环发出交通支后，胸脊神经根分成前后两支，后支向后方行走并沿着它的分支向椎关节突关节、后背部的肌肉皮肤提供神经支配。比较大的前支向侧方行走于肋骨下缘成为各自的肋间神经。第 12 对胸神经在第 12 肋下方称为肋下神经。肋间神经和肋下神经向皮肤、肌肉、肋骨、胸膜壁和腹膜壁提供神经支配。

（二）操作与定位

1. 体位：俯卧位，胸廓下垫枕使胸椎变平。

2. 穿刺点定位：相应节段胸椎横突基底部水平，正中旁开约 4 cm 处。

3. 操作要点：背部常规消毒铺巾后，穿刺点局麻后，取长 15 cm、裸露端 5 mm 射频针斜向内呈 40 ～ 45° 角，向横突基底部下缘穿刺，X 线或 CT 引导下反复定位，防止穿刺进入胸腔，到达横突基底骨质后，向前下慢慢滑移至椎间孔，X 线或 CT 透视针尖位于椎间孔的外沿，定位无误（图 10-2-19、图 10-2-20）后，回抽无血和脑脊液，行感觉（50 Hz、1 V）、运动（2 Hz、1.0 V）测试，复制疼痛并明确刺激范围与疼痛范围相吻合，给予 50℃、30 s，60℃、30 s，65℃、1 min 标准射频或脉冲射频 42℃、2 Hz、6 min 治疗。一般治疗采取脉冲射频治疗，胸背根神经节标准射频的并发症较多。

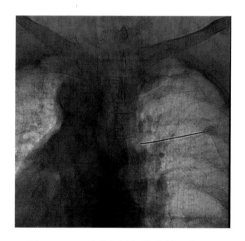

图 10-2-19　胸背根神经节穿刺图（正位）

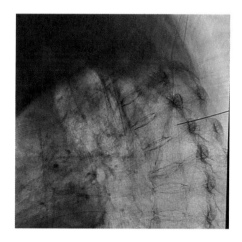

图 10-2-20　胸背根神经节穿刺图（侧位）

（三）并发症预防与处理

1. 气胸

胸背根神经节治疗时穿刺偏外及过深，易损伤胸膜及肺出现气胸。初学者要做好定位，尽量减少气胸发生。

2. 硬膜外、硬膜下、蛛网膜下腔阻滞

胸背根神经节治疗时穿刺偏内、过深进入椎板间隙，进入椎管，发生硬膜外或硬膜下、蛛网膜下腔阻滞。

3. 血肿

脊柱关节突关节、横突根部有丰富的血管，胸背根神经节治疗时反复穿刺可导致出血，血肿形成。处理血肿时局部压迫、冷敷即可。

4.脊神经损伤

胸背根神经节治疗时反复穿刺导致神经损伤，造成该神经支配区疼痛、麻木等感觉异常。可在穿刺后局部应用激素预防。

八、胸交感神经节

（一）功能解剖

胸交感神经的部分节前纤维和各自的胸脊神经一起离开椎间孔。在离开椎间孔后，胸脊神经发出脊膜支，脊膜支绕回椎间孔向脊椎韧带、脊膜、椎体发出神经支配。胸脊神经通过脊髓白质的有髓鞘的节前神经纤维和脊髓灰质的无髓鞘的节后神经纤维，来参与胸交感神经链的组成。在胸交感神经节水平，节前纤维和节后纤维形成突触，另外一些节后纤维通过脊髓白质又返回各自的躯体神经。这些神经纤维向血管、汗腺和皮肤的毛发运动肌发出交感神经。其他的胸交感神经节后纤维进入心丛，构成交感神经链的上部或下部，终止于远方的神经节。

第一胸神经节与低位颈神经节融合，组成星状神经节。在神经链向尾部移动，改变了它的位置，上胸段的胸交感神经节在肋骨的下方，下胸段的胸交感神经节更沿着椎体的后侧方表面向前行进。胸腔在胸交感神经链的前侧方。在胸部体神经进入胸交感神经链的近端，在阻滞胸交感神经节时有可能阻滞双侧的神经通路。

（二）操作与定位

1.体位

俯卧位，胸廓下垫枕，使胸椎变平。

2.穿刺点定位

X线或CT定位下，相应节段横突根部下缘背部投射点，中线旁开约2～3 cm处，做好标记。（T2～T10棘突下缘约为下一关节突关节穿刺水平）

3.操作要点

常规消毒铺巾，穿刺点局麻后，取长15 cm、裸露端5 mm射频针垂直穿刺进针，抵至骨质，为横突，穿刺针向前内倾斜约75°角向尾侧滑移，有落空感后，进针1.5～2 cm，触碰至骨质为椎体侧缘（图10-2-21），X线正侧位或CT定位无误，回抽无血，行感觉（50 Hz、1 V）、运动（2 Hz、1.0 V）测试，给予50℃、30 s，60℃、30 s，65℃、1 min标准射频或脉冲射频42℃、2 Hz、6 min治疗。

（三）并发症预防与处理

同胸背根神经节穿刺。

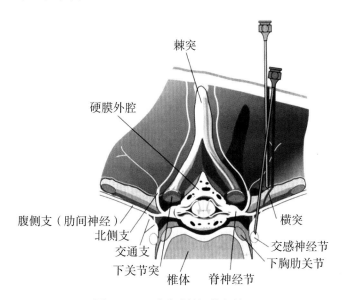

图 10-2-21　胸交感神经节穿刺图

（引自 Steven D. Waldman：Atlas of pain management injection tecniques）

九、肋间神经

（一）功能解剖

肋间神经起自胸脊神经前支。典型的肋间神经有 4 个主要分支。第 1 支是灰交通支的无髓节后纤维，与交感神经链相连。第 2 支是后皮支，支配椎旁区的皮肤和肌肉。第 3 支是外侧皮支，在腋前线分出。外侧皮支支配大部分胸、腹壁皮肤。第 4 支是前皮支，支配中线部位的胸、腹部皮肤。有时，一些肋间神经的终末支会跨过中线，支配对侧胸、腹壁的感觉。第 12 对胸脊神经称为肋下神经，它分出一个分支到 L1 神经，组成腰丛。

（二）操作与定位

疱疹后肋间神经皮肤感觉疼痛出现在后 3 个分支支配区，即后皮支、外侧皮支、前皮支，因此对肋间神经的射频操作集中在后 3 个分支处。

1.后皮支（胸脊神经后支）

（1）体位：患者俯卧位，胸廓下垫枕，使胸椎变平。

（2）穿刺点定位：在X线或CT定位下，相应节段下位横突根部上缘（横突沟）背部投射点，中线旁开2～3 cm处。

（3）操作要点：常规消毒铺巾，穿刺点局麻后，取长15 cm、裸露端5 mm射频针垂直穿刺进针，抵至骨质，为横突根部，穿刺针向头侧滑移，有落空感后，进针0.5～1 cm，X线正侧位或CT定位无误（图10-2-22），回抽无血，行感觉（50 Hz、1 V）、运动（2 Hz、1.0 V）测试，复制疼痛并明确刺激范围与疼痛范围相吻合，给予50℃、30 s，60℃、30 s，65℃、1 min标准射频或脉冲射频42℃、2 Hz、6 min治疗。

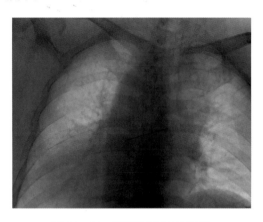

图 10-2-22　胸脊神经后支穿刺图

2.外侧皮支、前皮支

（1）体位：平卧位。

（2）穿刺点定位：相应节段肋骨下缘外侧皮支、前皮支分支处。（个体变异较大，以皮损区为准）

（3）操作要点：常规消毒铺巾，穿刺点局麻后，取长10 cm、裸露端5 mm射频针垂直穿刺进针，抵至肋骨，穿刺针向肋骨下缘滑移，有落空感后，进针0.5～1 cm，X线正侧位或CT定位无误（图10-2-23），回抽无血无气，行感觉（50 Hz、1 V）、运动（2 Hz、1.0 V）测试，复制疼痛并明确刺激范围与疼痛范围相吻合，给予50℃、30 s，60℃、30 s，65℃、1 min标准射频或脉冲射频42℃、2 Hz、6 min治疗。

（三）并发症预防与处理

同胸背根神经节穿刺。

十、腰背根神经节

（一）功能解剖

腰背根神经节大部分位于椎间孔内侧，与硬膜囊相隔一定距离，其大小与相连的后根粗细成正比。从 L1 到 S1 逐渐增大。在背根神经节的外侧，前根与后根神经干合并形成脊神经穿出椎间孔，分为脊神经的前、后支。腰背根神经节位于椎间孔的上部，椎弓根的尾端。与下位腰椎相比，上位腰椎神经节位置稍偏后。

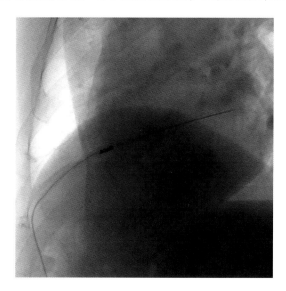

图 10-2-23　胸脊神经外侧皮支穿刺图

（二）穿刺与定位

1.体位

俯卧位。

2.穿刺点定位

X 线或 CT 定位下，L1 ~ L4 背根神经节相应节段上关节突顶点背部投射点水平，中线旁开 6 ~ 10 cm 处。L5 背根神经节穿刺点位于髂棘最高点。

3.操作要点

腰部常规消毒铺巾，X 线或 CT 定位下，取长 15cm、裸露端 5mm 射频针斜向内约 45° 角（L5 向内下），向上关节突顶点方向穿刺进针，穿刺至上关节突顶点骨质，向关节突关节前外滑移，落空进入椎间孔，患者下肢有异感，X 线或 CT 定位无误（图 10-2-24、图 10-2-25），回抽无血无脑脊液，行感觉（50 Hz

1 V）、运动（2 Hz 1.0 V）测试，复制疼痛并明确刺激范围与疼痛范围相吻合，给予 50℃、30 s，60℃、30 s，65℃、1 min 标准射频或脉冲射频 42℃、2 Hz、6 min 治疗。

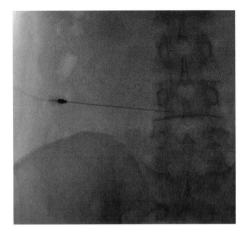

图 10-2-24　腰脊神经后支穿刺图（正位）　　图 10-2-25　腰脊神经后支穿刺图（侧位）

（三）并发症预防与处理

1. 硬膜外、硬膜下、蛛网膜下腔阻滞

腰脊神经后支穿刺偏内、过深进入椎板间隙，进入椎管，发生硬膜外或硬膜下、蛛网膜下腔阻滞。

2. 血肿

关节突关节、横突根部有丰富的血管，腰脊神经后支穿刺反复穿刺可导致出血，血肿形成后局部压迫冷敷即可。

3. 脊神经损伤

腰脊神经后支反复穿刺可能导致神经损伤，造成该神经支配区疼痛、麻木等感觉异常，穿刺后可局部应用激素预防。

十一、腰交感神经节

（一）功能解剖

腰交感神经的功能解剖基本与胸交感神经一致。但腰交感神经的位置和数目变异较大，L2 ~ L4 水平比较恒定，其中 L2 神经节起重要作用。

（二）穿刺与定位

1. 体位

俯卧位或侧卧位。

2. 穿刺点定位

L2 棘突上缘旁开 3.5 ~ 5 cm 处。

3. 操作要点

腰背部常规消毒铺巾，穿刺点局麻后，X 线或 CT 定位下，取长 15 cm、裸露端 5 mm 射频针垂直进针 3 ~ 5 cm 时触及 L2 横突，稍退针，调整穿刺方向，向头侧内侧穿刺，越过横突上缘，再向前进针 2 ~ 2.5 cm，触及骨质为椎体侧面，沿椎体侧缘滑移（如针尖置于椎体侧面，则针尖稍向外调整），刚滑过椎体侧缘（图 10-2-26），X 线或 CT 定位无误，回抽无血无脑脊液，行感觉（50 Hz、1 V）、运动（2 Hz、1.0 V）测试，给予 50℃、30 s，60℃、30 s，65℃、1 min 标准射频或脉冲射频 42℃、2 Hz、6 min 治疗。

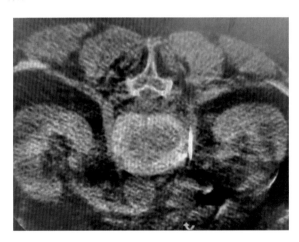

图 10-2-26　腰交感神经节穿刺图（CT）

（三）并发症预防与处理

1. 硬膜外、硬膜下、蛛网膜下腔阻滞

腰交感神经治疗时穿刺偏内、过深进入椎板间隙，进入椎管，发生硬膜外或硬膜下、蛛网膜下腔阻滞。

2. 血肿

关节突关节、横突根部有丰富的血管，腰交感神经治疗时反复穿刺可导致出血，血肿形成后可局部压迫冷敷。

3. 神经根损伤

腰交感神经治疗时反复穿刺，追求异感，易损伤神经。

十二、骶神经节

（一）功能解剖

L4、L5 和 S1 ～ S4 神经前支组成骶丛，包括臀上神经、臀下神经、股后皮神经和阴部神经等，主要支配会阴、肛周及臀下方股后侧部至膝后内侧皮肤的痛觉。骶神经节位于骶管内，在相应的骶前孔内侧。S1 神经节位于骶骨上缘和第 1 骶前孔之间，S2 神经节位于第 1 和第 2 骶前孔之间，S3 ～ S5 神经节则位于第 2 骶前孔的尾端。侧位片上的骶骨是弯曲的，当患者俯卧于治疗床上后，其骶骨上部分向腹侧弯曲，而第 3、4 骶骨则相对水平。

（二）穿刺与定位

1. 体位

俯卧位或侧卧位。

2. 穿刺点定位

S1、S2 神经节于 S1、S2 骶前孔上缘，S3 ～ S5 神经节于 S2 骶前孔下缘。

3. 操作要点

腰骶部常规消毒铺巾，穿刺点局麻后，在 X 线或 CT 定位下，取长 10 cm、裸露端 5 mm 射频针穿刺点垂直进针，进入骶管后有明显阻力感，缓慢调整穿刺方向，S1、S2 向上、S3 ～ S5 向下，回抽无血无脑脊液，定位无误（图 10-2-27、图 10-2-28），行感觉（50 Hz、1 V）、运动（2 Hz、1.0 V）测试，复制疼痛并明确刺激范围与疼痛范围相吻合，给予脉冲射频 42℃、2 Hz、6 min 治疗。

（三）并发症预防与处理

1. 血肿

盆底、骶骨有丰富的血管，反复穿刺可导致出血，血肿形成后局部压迫冷敷即可。

2. 神经根损伤

反复骶神经穿刺或追求治疗的异感，可能会损伤骶神经。

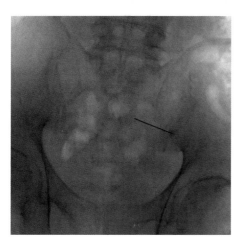

图 10-2-27 骶神经穿刺图（正位）

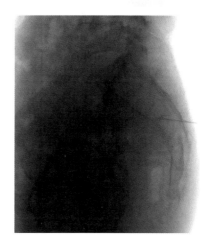

图 10-2-28 骶神经穿刺图（侧位）

十三、奇神经节

（一）功能解剖

奇神经节（Walther 神经节）是腰交感神经链的终端结合点，位于骶尾关节前方。该神经接受腰骶部交感和副交感神经纤维并提供盆腔脏器及生殖器官部位的交感神经支配。

（二）穿刺与定位

1. 体位

奇神经节的穿刺体位为俯卧位。

2. 穿刺点定位

骶尾关节后缘中点。

3. 操作要点

骶尾部常规消毒，穿刺点局麻后，在 X 线或 CT 定位下，取长 10 cm、裸露端 5 mm 射频针经骶骨与尾骨联合处垂直穿刺进针，穿刺针穿过骶尾关节的椎间盘到达其前方，X 线或 CT 定位无误（图 10-2-29、图 10-2-30），回抽无血，行感觉（50 Hz、1 V）、运动（2 Hz、1.0 V）测试，给予 50℃、30 s，60℃、30 s，65℃、1 min 标准射频或脉冲射频 42℃、2 Hz、6 min 治疗。

（三）并发症预防与处理

1.血肿

盆底有丰富的血管，反复穿刺可导致出血、血肿形成，压迫冷敷即可。

2.神经损伤

反复奇神经节穿刺或追求治疗的异感，可能会损伤骶神经。

3.感染和肛瘘形成

神经节靠近直肠，穿刺时注意深度，造影定位。

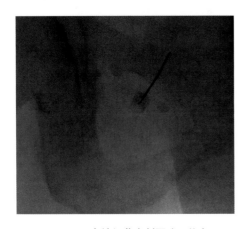

图 10-2-29　奇神经节穿刺图（正位）

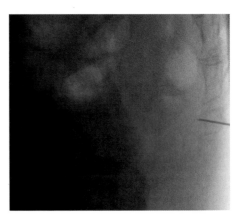

图 10-2-30　奇神经节穿刺图（侧位）

十四、阴部神经

（一）功能解剖

阴部神经由 S2、S3、S4 的神经纤维组成，走行于梨状肌和尾骨肌间隙的下方。阴部神经与阴部血管伴行经坐骨大孔出盆腔，然后绕过坐骨棘中部经坐骨小孔再次进入盆腔，阴部神经分成三支。

（1）直肠下神经，提供肛门括约肌及肛门周围区域神经分布。

（2）会阴神经，接收来自阴囊或大阴唇后 2/3 部分和膀胱三角的肌肉的神经。

（3）阴茎或阴蒂的背神经，接收来自阴茎或阴蒂背侧的感觉神经。

（二）穿刺与定位

1.体位

截石位。

2. 穿刺点定位

坐骨结节内侧缘坐骨棘。

3. 操作要点

会阴部常规消毒后，在 X 线或 CT 定位下，左手定位坐骨结节，右手取长 10 cm、裸露端 5 mm 射频针垂直穿刺进针，抵至坐骨结节后，向内侧滑移至坐骨棘，定位无误后（图 10-2-31），回抽无血，行感觉（50 Hz、1 V）、运动（2 Hz、1.0 V）测试，给予脉冲射频 42℃、2 Hz、6 min 治疗。

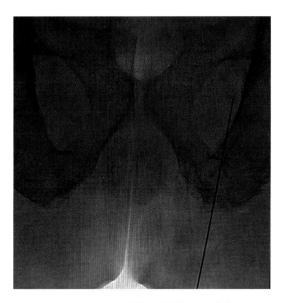

图 10-2-31　阴部神经穿刺图（正位）

（三）并发症预防与处理

1. 血肿

盆底有丰富的血管，反复穿刺可导致出血、血肿形成，压迫冷敷即可。

2. 神经损伤

反复穿刺或追求治疗的异感，可能会损伤阴部神经。

3. 感染和肛瘘形成

阴部神经靠近直肠，穿刺时须注意深度，必要时造影定位。

（谢　磊）

参考文献

［1］Podhajsky, RJ, Sekiguchi. The histologic effects of pulsed and continuous radiofrequency lesions at 42 degrees C to rat dorsal root ganglion and sciatic nerve[J]. SPINE, 2005, 30 (9): 1008-1013.

［2］Todorov L. Pulsed radiofrequency of the sural nerve for the treatment of chronic ankle pain[J]. PAIN PHYSICIAN, 2011, 14 (3): 301-304.

［3］Choi S, Choi HJ, Cheong Y, et al. Inflammatory responses and morphological changes of radiofrequency-induced rat sciatic nerve fibres[J]. EUR J PAIN, 2013, 18 (2): 192-203.

［4］Park HW, Ahn SH, Son JY, et al. Pulsed radiofrequency application reduced mechanical hypersensitivity and microglial expression in neuropathic pain model[J]. PAIN MED, 2012, 13 198-203.

［5］卢振和, 傅志俭, 陈金生. 射频镇痛治疗学[M]. 2版. 郑州: 河南科学技术出版社, 2022.

［6］Mulier S, Ni Y, Frich L. Experimental and clinical radiofrequency ablation: proposal for standardized description of coagulation size and geometry[J]. Ann Surg Oncol, 2007, 14(4): 1381-1396.

［7］Tanaka N, Yamaga M, Tateyama S, et al. The effect of pulsed radiofrequency current on mechanical allodynia induced with resiniferatoxin in rats[J]. Anesth Analg, 2010, 111: 124-126.

［8］陈杨, 蒲勋, 肖智, 等. 带状疱疹及带状疱疹后神经痛患者受累神经分布特点[J]. 中国疼痛医学杂志, 2022, 28(4): 295-298.

第十一章

神经电刺激

概述

疱疹相关神经痛（Herpetic-related neuralgia，HN）是带状疱疹患者最常见的并发症，临床根据病程长短分为疱疹后 1 个月内的急性疱疹性神经痛（acute herpetic neuralgia，AHN）、1 ~ 3 个月内的亚急性疱疹性神经痛（subacute herpetic neuralgia，SHN），以及超过 3 个月的带状疱疹后神经痛。带状疱疹病毒诱发的局部炎性反应，直接或间接损伤周围神经、背根神经节，导致神经传导障碍，出现痛性麻木；炎症因子（P 物质、组胺）的释放使痛觉感受器阈值降低，同时刺激受损的周围神经向背角神经元持续发放异常信号，导致自发性疼痛、痛觉过敏和痛觉超敏。因此，早期充分镇痛治疗极为重要，通过抑制外周和中枢神经敏化，可减少甚至避免 PHN 的发生。

虽然药物（抗惊厥药、三环类抗抑郁药物）及微创介入治疗可以有效缓解中、重度 PHN，但疗效因人而异，并且多种药物联合用药对一些 PHN 患者，尤其是老年患者可能无法耐受。当规范化药物治疗效果不佳或常规的介入治疗不能有效缓解疼痛时，神经电刺激已成为临床上不可或缺的治疗手段，临床用于疼痛治疗的神经电刺激技术主要包括脊髓电刺激（spinal cord stimulation，SCS）和周围神经电刺激（peripheral nerve stimulation，PNS）。

第一节　脊髓电刺激

一、电刺激治疗机制

SCS 的机制最早由利迪厄斯（Lidierth）和沃尔（Patrick Wall）提出，即对脊髓背柱刺激可抑制疼痛传入。其理论基础为 1965 年梅尔扎克（Melzack）和沃尔提出"闸门控制理论"。SCS 通过刺激脊髓后柱中的 A$_\beta$ 纤维能够逆行干扰 C 类和 A$_\delta$ 纤维传递的痛觉信号，从而抑制疼痛。1967 年 SCS 被首次应用于疼痛治疗。1970 年全植入式 SCS 系统诞生。

（一）通过 GABA、内源性大麻素和内源性阿片类物质进行节段性抑制

节段性抑制是通过激活脊髓中 GABA 能抑制性中间神经元来实现的。电刺激位于背柱粗大的有髓 A$_\beta$ 纤维，可导致脊髓背角伤害感觉网络的反向刺激。GABA 的活性增加，通过激活突触前神经元上的 GABA-A 受体，抑制谷氨酸伤害性 C 纤维与脊髓背角广动力阈（wide dynamic range，WDR）神经元之间的兴奋性神经传递。

（1）反复的 SCS 可通过大麻素受体 1（CB1R）的内源性大麻素激活使神经病理性疼痛持久逆转。阻断脊髓浅表背角兴奋性和抑制性神经元中的 CB1R 可减弱 Aβ 纤维电刺激引起的突触后电流。由于 CB1R 优先定位于与疼痛传递有关的大脑区域，如皮质和脊髓中，SCS 可能通过正激刺激和反激刺激激活这些区域的 CB1Rs，从而发挥抗痛觉作用。

（2）阿片样物质和乙酰胆碱在内的其他几种内源性神经递质已被证明是 SCS 缓解疼痛的潜在机制。阿片受体以频率依赖的方式参与了 SCS 诱导的疼痛缓解，如 4 Hz SCS 激活 μ- 阿片受体，60 Hz SCS 激活 δ- 阿片受体。

（3）SCS 通过毒蕈碱受体 4 激活胆碱能系统，毒蕈碱受体和 α1 肾上腺素能受体也位于背角的 GABA 能中间神经元上，乙酰胆碱和去甲肾上腺素可能通过结合各自的受体来刺激脊髓 GABA 能抑制性中间神经元，从而在 SCS 作用后产生镇痛作用。

（二）刺激诱导的下行抑制

SCS 可能通过调节下行易化和抑制的平衡，改变脊髓上系统对传入伤害性信号的反应。电刺激不仅可以激活大髓鞘纤维，还可以影响腹外侧柱的上行束或下行束。SCS 引起下行抑制，导致包括去甲肾上腺素和 5- 羟色胺在内的神经递质释放，这些神经递质调节脊髓中的 WDR 神经元，从而在 SCS 的抗感受性作用方式中发挥重要作用。电刺激能调节源自脑干某些区域（如 LC 和 RVM）的下行纤维，抑制伤害性信号输入大脑。此外，电刺激 LC 的 A6-A7 核（已知是脊髓投射去肾上腺素能神经元的来源）也可抑制伤害性刺激后脊髓背角的超敏反应。

（三）皮质调节

目前的研究表明，由丘脑、体感皮质、岛叶皮质、前扣带回皮质、边缘网络、海马和伏隔核组成的痛觉系统的高级中枢可被 SCS 调节，这表明 SCS 不仅可以逆转由于神经损伤而降低的机械阈值，还可以改善疼痛的认知 – 动机方面。

二、适应证

临床上 SCS 广泛用于各种慢性顽固性疼痛的治疗，包括但不限于：腰椎术后疼痛综合征（failed back surgery syndrome，FBSS）、复杂性区域疼痛综合征（complex regional pain syndrome，CRPS）、周围神经损伤性疼痛、慢性神经根性疼痛、交感神经相关性疼痛、带状疱疹后神经痛、痛性糖尿病周围神经病变、周围血管性疾病、顽固性心绞痛（经规范内外科治疗无法缓解）、内脏痛、多发性硬化引起的神经痛、放化疗引起的痛性神经病变、脑卒中后疼痛、脊髓损伤后疼痛、神经根（丛）性撕脱伤、癌性疼痛等（表 11-1-1）。

表 11-1-1　临床上 SCS 常见适应证及调节模式

适应证	神经调节模式
脊柱术后疼痛综合征（failed back surgery syndrome，FBSS）	SCS（常规或高频）
复杂性区域疼痛综合征（complex regional pain syndrome，CRPS）	SCS（常规或高频）或 DRG
痛性糖尿病神经病变（painful diabetic neuropathy，PDN）	SCS，严重足底痛考虑 DRG
神经性躯干或肢体疼痛	SCS，局灶性性疼痛考虑 DRG
腰痛 + 下肢痛	SCS（轴向性腰痛考虑高频）
难治性心绞痛（refractory angina pectoris，RAP）	SCS（常规或高频）

注：SCS，脊髓神经刺激；DRG，背根神经节刺激

三、经济效益

尽管 SCS 的成本很高，但研究表明 SCS 长期的成本效益与再手术患者（如 FBSS 患者）相比是减少的。当患者在 SCS 治疗之前不尝试再手术时，SCS 是最具成本效益的。且在先前 SCS 不成功的患者中，再手术缓解疼痛概率小。同样，与植入 SCS 器械前的保健支出相比，第一年使用 SCS 治疗的费用比保健支出多，但终生分析显示是节省的，约第 3 年开始出现医疗效益回本。

四、电刺激系统

（一）体内部分

SCS 体内部分由硬膜外电极（穿刺电极和外科电极）、电极锚定器、延伸导线、植入式脉冲发生器（implantable pulse generators，IPG）等组成（图 11-1-1）。

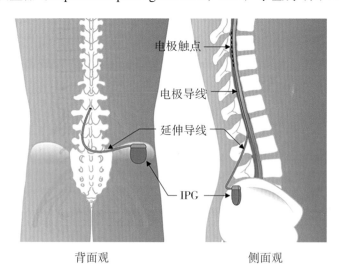

电极触点

电极导线

延伸导线

IPG

背面观　　　　　　　　　侧面观

图 11-1-1　经皮 SCS 系统示意图（体内部分）

经皮穿刺电极或经皮电极（percutaneous lead），有 4、8、16 触点电极，8 触点常用，可以产生圆周电流。外科电极（surgical lead），通常 16 触点，最多可达 32 触点。传向脊髓的为单向电流，电极效率更高，可以避免脊柱结构受到刺激，但植入创伤较大，需行椎板切开或椎板切除术后置入。

IPG 根据是否可充电分为不可充电式（使用期限 3 ~ 4 年）和充电式（使用期限 5 ~ 7 年）。最新型的不可充电式 IPG 使用寿命可长达 9 年。根据刺激模式，又可分为传统刺激，即强直刺激（tonic stimulation）IPG 和高频刺激（high frequency stimulation，HFS）IPG 和簇状刺激（burst stimulation）模式。

（二）体外部分

体外部分主要由医生程控仪、患者程控仪等程控设备组成。

五、刺激参数与刺激模式

（一）刺激参数

传统的刺激有三个基本参数：振幅、脉宽和频率选择，可以通过调整这些参数在疼痛区域产生感觉异常刺激，从而减轻患者疼痛。

（1）振幅是每个脉冲的刺激强度，可由电压（V）或电流（mA）控制。通常初始设置为运动阈值的 60% ~ 90%。

（2）脉宽是指脉冲的持续时间，以微秒（μs）为单位，通常设置在 100 ~ 400 μs。更大的脉宽为每个脉冲提供了更多的能量，通常提供了更广泛的覆盖。起始设置常采用 0.2 ms（200 μs）。

（3）频率以 Hz 或周期每秒为单位，在 20 ~ 150 Hz。在低频率下，患者可能感觉阵挛性振动，而在高频率下，感觉更像是一种嗡嗡声。

（二）刺激模式

按刺激模式分为：强直（tonic）、簇状（burst）、高频（high-frequency）

1. 传统 SCS（强直刺激）

传统 SCS 采用令人愉悦的异常感觉覆盖患者的疼痛，从而掩盖疼痛感觉。IPG 通过激活恒定的电压或电流系统产生刺激，频率一般小于 1000 Hz，通常使用频率在 50 ~ 150 Hz。影响感觉异常强度的有效振幅应根据患者个体情况进行调整。这种方法可模拟大脑中的强直放电模式，称之为强直刺激。强直 SCS 刺激主要激活外侧疼痛通路，这是疼痛感觉辨别成分的组成部分。

2. 簇状 SCS

簇状 SCS 具有独特的波形，为患者提供最低程度的感觉异常。簇状刺激产生 5 个 500 Hz 尖波的脉冲序列，每秒 40 次，脉宽为 1ms，电流恒定。这种形式的 SCS 模拟了神经系统丘脑细胞的突发性放电，可同时作用于内（疼痛辨别成分）、外侧（疼痛的情感动机成分）痛觉上行通路。簇状 SCS 被认为可以缓解传统 SCS 难以覆盖的轴向背部疼痛。相较于传统 SCS，较少引起异常感觉。

3. 高频 SCS

高频 SCS（HFS）采用高频（1 ~ 10 kHz），低振幅（1 ~ 5 mA）脉冲，持续时间短（30 ms），充电均衡，双向波形。由于刺激幅度低于异感阈值，故是一种无感觉异常的 SCS 模式，用于缓解轴向和神经根痛。HFS 可能降低脊髓背角

WDR 神经元的活性，减少伤害性痛觉信号传递，并降低整体兴奋性。HFS 消除了异常感觉强度随体位变化而变化，减少调整参数次数。但高频刺激更易耗电。

六、脊髓电刺激植入术

（一）术前准备

1. 实验室指标评估

术前完善血常规、凝血功能、感染等指标，排除手术禁忌；完善相应病变椎体节段 MRI，了解椎管情况，排除椎管内病变。

2. 患者评估

SCS 的疼痛治疗效果会受到抑郁、焦虑、躯体化等因素的影响，故术前应评估患者的心理状态。患者能够详细告知术中测试异常感觉（"麻刺感"）及其部位。

3. 术前用药

是否服用阿司匹林、华法林、氯吡格雷等其他抗凝药物和中药，可停药或替代治疗；预防性使用抗生素，术前术后常规预防性使用抗生素。

4. 手术室

进行脊髓电刺激植入术的无菌手术室应该具备 X 线透视设备。

（二）手术操作

1. 硬膜外穿刺

患者取俯卧位，脐下垫枕可减少腰椎前凸，以利硬膜外间隙穿刺。X 线透视仪球管、显示器置于操作者对侧以便观察。在 X 线下找到相应的脊柱节段，选择合适穿刺位置，做好标记。因术中需要进行测试，以评估疼痛区域异常感觉的覆盖范围，采取局部麻醉。

常规皮肤无菌消毒铺巾，穿刺处 1% 利多卡因局部麻醉。用套件提供的 14 号 Tuohy 引导针，从患侧浅角度旁正中倾斜经皮穿刺，使用"阻力消失"技术确定穿刺针到达硬膜外腔。

2. 电极置入

经皮电极通过硬膜外穿刺针置入硬膜外腔，在 X 线透视引导下操纵电极导丝尾端，控制电极行进方向，保证电极位于硬膜外后腔隙且偏向脊髓患侧。将经皮电极触点植入到所需靶点（表 11-1-2）。

表 11-1-2 疼痛部位、神经根节段与脊髓电刺激放置于脊髓后柱的对应关系

疼痛部位	脊神经序数	电极放置于脊髓后柱的相应椎骨序数
颈及上肢	C1 ~ C4	同序列椎骨
胸背部	C5 ~ C8 T1 ~ T4	同序列椎骨上一节椎体即脊神经序数 −1
上腹部	T5 ~ T8	同序列椎骨上两节椎体即脊神经序数 −2
腰及下肢	T9 ~ T12 L1 ~ L3	同序列椎骨上三节椎体即脊神经序数 −3

3. 术中测试

电极另一端与接线盒连接，接线盒通过无菌电缆或蓝牙与体外刺激器连接，先进行阻抗测试，存在阻抗说明可正常刺激。随后通过程控仪调节刺激参数，使患者获得"麻刺感"。"麻刺感"完全覆盖疼痛区域最为理想，至少不低于90%的覆盖率。

硬膜外电极放置成功后，保持电极位置不变，小心退出硬膜外穿刺针以避免电极移位。直接缝线固定于皮肤穿刺点，穿刺点覆盖无菌敷料。

4. 连接延长导线

若考虑后期永久性植入，可提前置入延长导线，在保证相同电极位置前提下，避免再次置入电极。在硬膜外电极放置成功后，小心退出硬膜外穿刺针以避免任何电极移位。沿穿刺点割开并分离皮下组织，用于固定电极和制作缓释减张环，使用锚定器将 SCS 电极固定于皮下筋膜（电极穿入筋膜处）。在皮下制作应力释放环（直径 ≥ 2 cm），连接延长线。延伸导线连至体外连接体外刺激器行短程电刺激治疗。

七、术后管理

（一）刺激参数设置

患者电极植入术成功后返回病房，留置皮外一段电极连接导联盒，缆线连接体外刺激器（图 11-1-2）。进行参数设置，多触点尝试，直至患者疼痛区域有异常感觉覆盖，确定最佳触点。随后调整脉宽，确定疼痛区域完全覆盖或覆盖 90% 以上。最后调整刺激大小，以患者刺麻舒适感为最佳大小程度，设定可调节大小区域（患者从感知到刺激的电压到感到不适的电压间的范围），以便患者翻身、坐立时电极移位，患者自行调节刺激大小。常规刺激参数设置为频率 40 ~ 60 Hz、脉宽 180 ~ 550 μs、电流 1 ~ 5 mA 或电压 1 ~ 5 V，刺激强度以患者感觉舒适为宜。

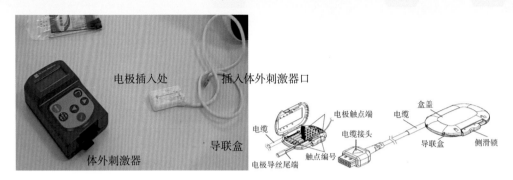

图 11-1-2　体外刺激器套件（电缆连接）

（二）刺激治疗周期

通常测试（Trail）治疗 7 天，最长不超过 10 天。绝大多数的患者在 1 周后拔除电极，小部分患者术后 1 ~ 3 天刺激覆盖范围波动大，可在稳定后适当延长 1 ~ 3 天刺激。

（三）术后注意事项

（1）术后建议使用抗生素 1 ~ 3 天预防感染。

（2）颈段、胸段高位电极避免颈部活动幅度过大，减少低头、仰头等动作，必要时可使用颈托。下胸段及腰段避免弯腰幅度过大。

（3）颈胸段避免脉宽过大，引起患侧下肢或双下肢无力。

八、并发症

1. 感染

SCS 植入术最常见的相关感染是手术部位感染（surgical-site infections，SSIs），重点在于预防。如果怀疑感染，应进行诊断性检查，抗生素抗感染，必要时拔除电极。

2. 电极移位

电极移位是 SCS 最常见的并发症，术后早期发生率高。可纵向（脊柱纵轴方向）和横向（硬膜外间隙侧向）移位，以前者更为多见。由于重力和拉伸的作用，导联（触点）向骶尾侧移位。

3. 脊髓、神经损伤

神经、脊髓损伤是 SCS 植入术最严重的并发症，主要由放置电极时对神经和脊髓的直接创伤所致。颈椎椎管较小，脊髓损伤多发生在颈椎 SCS 植入手术时。

4. 硬膜外血肿

硬膜外血肿极为少见。对凝血功能异常者,术中应避免反复多次调试电极位置。

5. 低颅压头痛

硬膜穿刺误入蛛网膜下腔导致脑脊液漏,可能会出现体位性头痛、复视、耳鸣、颈部疼痛、畏光以及电极锚定部位的积液,通常可自行缓解。

6. 刺激耐受

即随着时间的推移,须增加刺激强度(脉冲幅度)才能获得相同的镇痛水平,或即使增加刺激强度,镇痛效果不增加甚至不产生镇痛效果。

7. 异常感觉

异常刺激是指给患者带来痛苦的、无用的或不需要的刺激。异常刺激可由多种原因引起:一是电极的迁移;二是对预期神经元和非预期神经元的共同刺激,可以通过重新编程减轻或改善;三是由于电极相对于其预定目标的短暂移动,如中颈部的旋转、患者改变位置、脊髓相对于电极的位置移动。SCS 植入患者,应避免做可能导致电极移位的动作,如提重物、举手过头、过度伸展等。

九、背根神经节电刺激

尽管 SCS 在治疗与 FBSS 和 CRPS 相关的神经病理性疼痛方面具有公认的益处,但对足部和腹股沟等局部疼痛区域的充分覆盖可能具有挑战性。针对这些特定部位的 DRG 电刺激已被提议作为一种有效的替代方案,DRG 通常位于或靠近神经孔。它包含初级感觉神经元的细胞体,调节来自外周的感觉信号通过初级传入神经传递到脊髓背柱,本质上起着看门人的作用。DRG 刺激已被证明可以降低神经元的高兴奋性和慢性神经病理性疼痛信号。与 SCS 相比,DRG 电刺激具有刺激部位精准、耗电量较少、体位对刺激效果影响小等优点。

1. DRG

DRG 位于硬膜囊外侧,椎间孔上部背侧的内侧面,属于脊神经背根的膨胀结节。DRG 是感觉传入的第一级神经元聚集点,负责该节段背根神经接收来自所支配躯干、四肢及内脏的神经冲动,包括一般躯体感觉和内脏感觉。特定的 DRG 对应的躯体感觉区域较固定,而对应的内脏感觉区域较弥散。

2. 适应证

DRG 电刺激要求疼痛区域固定且相对局限,周围神经损伤造成的局灶性神经病理性疼痛是 DRG 电刺激的最佳适应证。目前美国 FDA 批准的 DRG 刺激适应证限于与 CRPS 或周围性灼烧痛相关的慢性神经病理性疼痛,植入的解剖区域仅限于骶骨、腰椎等T10以下区域。其他超说明书的适应证还见于：残肢痛及幻肢痛、慢性盆腔（会阴）痛、带状疱疹后神经痛、脊柱手术后疼痛综合征、糖尿病周围神经病变等。

3. DRG 电极植入

取俯卧位，穿刺点确定，常规皮肤无菌消毒铺巾，穿刺处1%利多卡因局部麻醉。用套件提供的 14 号 Tuohy 引导针，从对侧浅角度旁正中倾斜经皮穿刺，对准目标椎间孔的椎弓根下缘，使用"阻力消失"技术确定穿刺针到达硬膜外腔。植入鞘管向目标孔推进并与目标椎弓根的下侧面接触，略过目标椎弓根进入并穿过椎间孔内韧带，DRG 通过套管置入椎间孔（图 11-1-3）。一般 X 线正位显示电极的中间触点置于椎弓根中点水平较为满意。小心退出穿刺针，皮下固定电极。

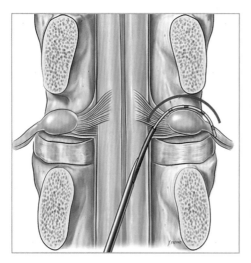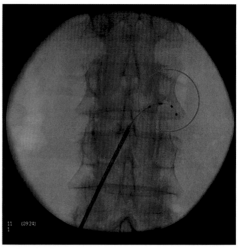

图 11-1-3　DRG 电极植入到位

第二节　周围神经电刺激

虽然 SCS 和 DRG 可以处理局部疼痛状况，但周围神经电刺激允许针对特定神经，从而更接近解剖结构。周围神经电刺激是将电极放置于周围神经病变近端，对于躯干或四肢疼痛且经皮可达周围神经靶点的患者，可考虑采用这种治疗方法。传统上，标准的 SCS 导线被放置在外周以实现周围神经电刺激，将电极靠近神经，通过神经去极化抑制兴奋性传递，刺激干扰 A_δ 和 C 类神经纤维传导异常信号缓解疼痛。

一、周围神经电刺激原理

闸门控制理论认为，对低阈值、非痛觉性、大直径的 A_β 纤维施加非痛觉刺激，会激活抑制性中间神经元，抑制痛觉性 A_δ 和 C 纤维在背角的传导和放电，并随后传递到中央皮质。闸门控制理论的替代理论试图解释周围神经刺激的机制，包括刺激诱导的细胞膜去极化阻断，减少 C 纤维伤害感受器的兴奋和抑制背角活动，减少高兴奋性，使背角神经元长期增强和兴奋性氨基酸消耗，如谷氨酸和天冬氨酸，以及抑制性神经递质如 GABA 的释放。一些研究者认为周围神经电刺激的镇痛机制在中枢神经系统（CNS）中。相反，另一些人认为这是一种外周性的，涉及小直径传入纤维的传导阻滞，从而阻止了伤害性信息到达中枢神经系统。

1. 外周通路

由周围神经引起的慢性疼痛增加了内啡肽和前列腺素等介质的局部浓度，导致血流量增加。周围神经电刺激已被证明在外周水平能下调神经递质、内啡肽、局部炎症介质和血流量。

2. 中枢通路

与闸门控制理论一致，周围神经电刺激激活外周的 A_β 纤维，从而激活脊髓背角抑制性中间神经元，能减少 A_δ 和 C 纤维的上行传导。周围神经电刺激可能参与调节高级中枢，包括背外侧前额叶皮质、体感觉皮质、前扣带回皮质和海马旁区，周围神经电刺激还增加了对背侧 WDR 神经元的抑制，减少了内侧小网膜通路和脊髓丘脑束的 A_β 纤维激活。

二、适应证

近年来，周围神经电刺激通过刺激外周神经，被广泛用于各种慢性疼痛的治疗。典型的靶神经包括枕神经、眶上神经、肋间神经、正中神经和髂腹股沟神经等（表 11-2-1）。虽然周围神经电刺激局限于受损神经周围的神经支配区域，但有时也会影响刺激区域的交感神经纤维。这种从目标周围神经开始的局部刺激对Ⅱ型复杂局部疼痛综合征或与神经功能障碍相关的血管痉挛患者特别有帮助。

三、周围神经刺激器

传统上周围神经电刺激是将 SCS 外放，即共用 SCS 系统，刺激参数调整相较于 SCS 可适当调小频率及脉宽。目前临床有专门用于周围神经电刺激的设备，这些设备更安全。特定设计的周围神经电刺激系统侵入性更小，更容易放置。也有专门用于短期（30 ~ 90 天）治疗周围神经的电刺激系统采用了体积更小、可贴于体表的外部脉冲发射器（External pulse generator，EPG）。总体来说周围神经电刺激系统组成及刺激参数设置与 SCS 基本无异。

表 11-2-1　常用周围神经电刺激的外周神经

疼痛区域	靶神经
头、颈部	枕大神经
上肢	臂丛神经、腋神经、桡神经、正中神经、尺神经等
下肢	坐骨神经、股神经、腓总神经、腓肠神经等
腹部 / 躯干 / 背 / 盆腔	腹股沟神经、髂腹下神经、臀中皮神经、阴部神经等

四、周围神经电刺激植入术

（一）眶上、眶下神经电极植入术

1. 眶上神经电极植入术

患者仰卧于手术台上。常规消毒并铺巾后，穿刺点选在距眉弓上缘向上 1 cm 处。0.5% 利多卡因局部麻醉后，采用专用 Tuohy 针皮下穿线至眶缘上方约 1 cm 的眶上区域，直到穿线到达眶内侧边界。置入电极，小心退出穿刺针。X 线确认电极穿过中线覆盖眶上神经和滑车上神经的分布区域（图 11-2-1）。

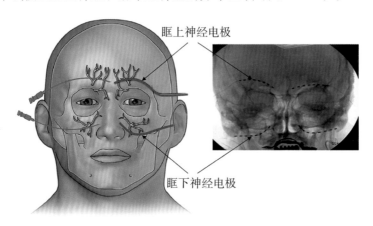

图 11-2-1　眶上、眶下神经定位及经皮电极 X 线（前后位）位置示意图

（引自：Haider N R, Deer T R. Stimulation of the Peripheral Nervous System: Occipital Techniques for the Treatment of Occipital Neuritis and Transformed Migraine.Atlas of Implantable Therapies for Pain Management. Springer New York, 2016:235-242）

缝线固定电极于穿刺点，连接外部脉冲发生器，调整参数以确认感觉覆盖疼痛区域。刺激参数通常为：脉冲宽度 100 ~ 200 μs，频率 20 ~ 60 Hz，电压 0.1 ~ 5 V；调整触点以确定刺激感觉覆盖疼痛区域。

2. 眶下神经电极植入术

眶下神经电极植入术与眶上神经电极植入操作相似。由颧弓处沿上颌骨（眼眶下 1 cm）向鼻侧进针，将电极触点有效覆盖眶下孔（图 11-2-1）。刺激参数参考眶上神经刺激。

（二）半月神经节神经刺激

患者仰卧位，颈下垫一"U"形枕，头部轻微后仰，使下颌部抬高。建议头额前部绷带固定于手术床，保证头部固定。标记点局部麻醉，穿刺方向为冠状面和矢状面相交处。在 C 形臂机引导下，采用 Tuohy 针穿刺至卵圆孔，针尖到达目标位点后植入电极（图 11-2-2），小心退出穿刺针，使用无菌电缆连接盒与电极连接，电缆另一端连接体外刺激器。阻抗测试正常后，通过程控仪调节刺激参数，使患者疼痛部位获得"麻刺感"。同时可微调电极端方向确保刺激感覆盖疼痛部位。电极位点植入成功后，缝线固定于穿刺点处。术后连接外部刺激器刺激调整适宜参数。

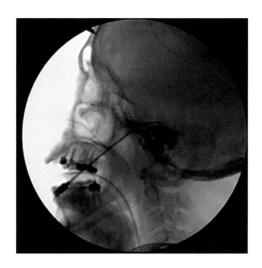

图 11-2-2　电极置于半月神经节内

（三）枕大神经刺激电极植入术

患者取俯卧位。在无菌消毒铺巾后，平枕外隆突水平，由中线向两侧水平或与水平呈 20° ~ 30° 穿刺，X 线下可确认穿刺针的最佳位置，通过穿刺针将电极引入皮下（图 11-2-3），推出穿刺针后电极连接外部刺激器测试，刺激覆盖疼痛范围满意后，可建立隧道通向斜方肌，沿隧道将电极穿出并缝线固定。

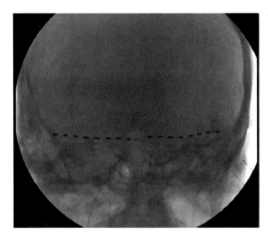

图 11-2-3　X 线片前后位显示双侧枕大神经刺激 − 8 触点电极

五、并发症

由于置入电极为 SCS 系统装置，故 SCS 中的并发症在周围神经电刺激中同样会发生。临床上常见的器械相关并发症包括刺激器导联移位、导联断裂和器械故障。类似侵入性手术常见的其他并发症包括感染、出血、手术部位疼痛和神经损伤。除此之外，周围神经电刺激还具有以下常见并发症。

1. 机械故障

由于周围神经多位于人体活动多的部位，植入外周的电极会伴随运动，其中颈部等特定区域会产生大量运动，电极因长时间大量活动压力会导致机械故障。

2. 皮肤侵蚀

因有相对较大的导线直径，大约 1.5 mm，在刺激特定的身体区域时可能会出现损伤，例如皮肤层较薄的面部，这可能导致皮肤侵蚀。

3. 器械侵蚀

因为用于固定 SCS 电极的锚通常位于软组织深处，可以缝合到深筋膜。但当锚固定在皮表下时容易受到侵蚀。

4. 电极断裂和移位

目前 IPG 的尺寸限制了设备可以植入的位置。这极大地限制了周围神经电刺激中 IPG 的可放置目标，可能需要更长的延长线，长时间使用可能容易断裂和移位。

六、外周神经区域刺激

外周神经区域刺激（peripheral nerve field stimulation，PNfS）指在皮下组织中放置导线，向疼痛区域的非特异性神经纤维提供刺激。直接刺激与疼痛过程有关的皮肤传入神经（而不是可识别的神经），通过在神经元的"疼痛区域"周围创造一个电场，伤害通路本身就受到了影响。与周围神经电刺激相比，PNfS 要求导线不必放置在基于周围神经系统解剖的特定位置，而只需放置在最不舒服的区域内，这减少了对特定位置的刚性锚定的需求，并为电极的移动提供了一些便利。

理论上，PNfS 的作用可能如下：影响局部血流，阻断细胞膜去极化，改变神经递质水平，改变脊髓水平的信息。但许多人认为 PNfS 可能会改变局部和全身性内源性内啡肽的水平，从而影响靶区的伤害阈值。PNfS 的一个潜在优势是能够产生电流串扰，刺激任何特定神经以外的区域。

PNfS 可以直接激活周围神经纤维。PNfS 镇痛疗效取决于疼痛区域引起的适当感觉，而电极距离皮表位置及深度则是引起感觉异常的关键。研究表明电极导联深度是影响神经刺激的重要决定因素。根据导联深度分为 4 组，从浅导联到深导联（< 10 mm、10 ~ 12 mm、12 ~ 20 mm、> 20 mm）。根据皮肤感觉纤维类型将感觉异常描述分为 5 组：A_β 快速适应（A_β_FA），A_β 缓慢适应（A_β_SA），A_δ、C 痛觉纤维刺激（C）和感觉阻滞（C/Blk）等（表 11-2-2）。最常体验到的感觉是典型的 A_β_FA 纤维刺激（刺痛、瘙痒、震动等），A_β_FA 感觉在 10 ~ 12 mm 深度范围内最大。因此，距离表明 10 ~ 12 mm 的深度可使周围神经电刺激的目标感觉（A_β_FA）最大化，该深度被认为可以引起异常感觉覆盖疼痛，实现最佳有效缓解。

表 11-2-2　不同皮肤感觉纤维刺激产生感觉异常表现

皮肤纤维	感觉
A_β_FA	刺痛，瘙痒，震动，揉捏感，轻敲
A_β_SA	锤击，按压，痉挛
A_δ	拧捏，刀割，针刺
C	烧（热）、凉、痒
C/Blk	迟钝，麻木

第三节　带状疱疹神经痛短时程电刺激
与永久植入治疗

近年来，短时程脊髓电刺激（short term spinal cord stimulation，st-SCS）在临床上被广泛用于缓解疱疹相关神经痛。大部分疱疹相关神经痛患者，尤其是急性、亚急性期疱疹相关神经痛在 st-SCS 治疗后疼痛明显缓解，生活质量明显改善，PHN 发生明显降低。

研究表明，67.9% 以上患者在电刺激治疗下获得长期疼痛缓解。无论是脊髓电刺激、背根神经节刺激还是高频刺激，VAS 评分平均改善 61.4%，几乎所有患者都对治疗表现出良好的反应，VAS 改善超过 50%，镇痛药物剂量减少。在 SCS 治疗下，疱疹相关神经痛患者睡眠质量、生活质量、社会功能相较于其他治疗方法明显改善，术后补救药物量更少。此外，早期疱疹相关神经痛患者行 st-SCS 治疗可以有效预防 PHN 的发生。

根据一份来自中国 91 家医院进行 st-SCS 治疗疱疹相关神经痛的 110 名资深疼痛科医生问卷调查，该问卷数据代表了 st-SCS 在中国治疗疱疹相关神经痛的总体情况。问卷包括全国每年进行 5000 ~ 10 000 次电刺激手术。结果显示，大部分（97.10%）医生认可 SHZ 患者可以获得良好的疗效（患者满意率 ≥ 50%）。大部分医生一致认为 st-SCS 治疗可以缓解疱疹相关神经痛中自发性疼痛（100%）、爆发性疼痛（95.65%）和异位性疼痛（82.61%）。同时 st-SCS 可以改善感觉异常（89.86%）、肌肉无力（81.16%）和瘙痒（73.91%）的症状。几乎所有（98.55%）的医生认为 st-SCS 可用于 SHN 患者，72.46% 的医生同意 AHN 患者使用 st-SCS 治疗，超过一半（53.62%）的医生同意早期使用 st-SCS。

一、st-SCS治疗疱疹相关神经痛的影响因素

1. 疼痛病程

SCS 的早期干预提供了更好的疼痛缓解以及更长的治疗有效时间。对于急性 / 亚急性期带状疱疹神经痛（病程 < 3 个月），国内主要采用 st-SCS 治疗。AHN 组较 SHN 和 PHN 组改善更明显，分析原因可能是 AHN 病史短，神经损害和中枢敏化程度轻，神经病变较 SHN 和 PHN 患者易修复。

带状疱疹神经痛病程越长，使用 SCS 治疗后疼痛的有效缓解率越低，这可能

与 PHN 发生的病理生理机制有关。PHN 患者受到长期的神经损害，神经炎症刺激造成外周敏化；而脊髓背角损伤、疼痛下行抑制通路功能受损导致了中枢敏化。

2. 疼痛部位

对于带状疱疹神经痛多发区域（胸腰部），SCS 治疗的有效性可以得到证实。其他无更多文献支持。

3. 疼痛类型

由于中枢敏化引起的疼痛以及神经元和背柱功能得以保留（神经通路在解剖学上保持完整）的患者对脊髓电刺激反应良好。相比之下，感觉障碍明显的患者和无痛觉过敏及痛觉超敏的患者从 SCS 治疗中受益较少。

4. 电极放置时间

国内短时程 SCS 电极放置时间多为 7 ~ 14 天，疼痛得到明显缓解后可撤出。国外多为永久植入电极，对于急性 / 亚急性带状疱疹神经痛患者，多长的疗程能够提供最优的治疗效果，同时又不增加医疗资源的消耗，是国内疼痛医师需要进一步研究的重要课题。

二、适应证和禁忌证

1. 适应证

诊断为急性、亚急性期疱疹相关神经痛，同时伴有以下情况之一。

（1）药物等非手术治疗疱疹相关神经痛效果不佳或出现不能耐受的药物不良反应者。

（2）高龄、体弱和（或）合并心、肝、肺及肾等脏器功能不全，不能耐受药物治疗者。

（3）椎管内 / 神经阻滞或射频效果不佳或合并高血压、糖尿病等全身性疾病不适合椎管内或神经阻滞者。

（4）疱疹范围广，累及多节段者。

（5）疼痛程度为中重度，即 VAS 评分 ≥ 4。

2. 相对适应证

（1）病程为 3 ~ 6 个月的 PHN 患者。

（2）病程超过 6 个月的 PHN 患者，可以考虑用短时程神经电刺激进行尝试治疗，若有效则推荐行脊髓电刺激永久植入术（包括测试期和植入期）。

3. 绝对禁忌证

（1）伴有严重精神心理疾病。

（2）存在未愈的感染，穿刺部位和（或）全身严重感染者。

（3）严重的凝血功能障碍的患者（硬膜外操作时患者血小板应 $\geqslant 80 \times 10^9/L$）；无法停用或不能应用围术期桥接抗凝治疗者。

（4）心、肺、肝、肾等重要脏器功能衰竭，不能俯卧或不能耐受手术者。

4. 相对禁忌证

（1）严重椎管狭窄、严重脊椎关节硬化或侧弯。

（2）语言障碍无法正常交流者。

三、短时程电极植入方式

（一）常用 4 种电极植入方法

1. 短时程脊髓电刺激术

短时程脊髓电刺激术（short term spinal cord stimulation，st-SCS）是将电极植入至病变节段的硬膜外后正中偏患侧，刺激脊髓产生麻刺感。

2. 短时程神经根电刺激术

短时程神经根电刺激术（short term spinal nerve root stimulation，st-SNRS）是将电极植入至相应节段的硬膜外后侧缘，8 个触点应尽量位于相邻 2 ~ 4 个节段的椎弓根内缘，刺激脊神经背根产生麻刺感。

3. 短时程背根神经节电刺激术

短时程背根神经节电刺激术（short term dorsal root ganglion stimulation，st-DRGs）是将电极植入至相应节段的椎间孔，刺激相应的背根神经节产生麻刺感。直接背根刺激产生的感觉旁发生的刺激幅度远低于中线刺激产生感觉旁所需的刺激幅度，FDA 批准仅用于腰骶部放置（T10 以下）。

4. 短时程周围神经电刺激术

短时程周围神经电刺激术（short term peripheral nerve stimulation，st-PNS）是将电极放置于外周神经周边进行刺激，刺激末梢神经或神经干产生麻刺感。

（二）临床应用

SCS 的缺点包括针对特定皮区的定位能力有限，以及引线位置改变和脑脊液流动时电极位置的变化。而背根神经电刺激（dorsal nerve root stimulation，DNRs）和 DRG 电刺激可以解决这些局限性。这两种方式提供的刺激比 SCS 更精准，放置电极的位置稳定，刺激强度和患者的感觉不会随体位的变化而变化，且电极离靶点更近，刺激所需能量更少。可用于疱疹疼痛节段比较明确且单一时，或 SCS 放置不理想时。st-PNS 多用于疱疹区域为头面部或后枕部区域，可将电极植入至眶上、眶下或后枕部等局部皮下组织，也可通过卵圆孔穿刺刺激半月神经节产生麻刺感来治疗头面部带状疱疹神经痛。与其他刺激相比，st-PNS 更微创、刺激定位更加确切。但其影响到的神经组织要少，若脊髓背角受损严重，周围神经电刺激可能无效。

四、短时程电刺激电极植入术电极放置靶点选择

选对电极靶点位置可为患者的疼痛提供精准及有效的感觉反应与覆盖模式。根据患者疼痛部位确定解剖覆盖范围，然后通过调整脉宽和频率使其获得最大的舒适度。

1. SCS 电极靶点

由于带状疱疹神经痛的疼痛区域通常为明确定位的受损神经支配，常为单侧侵犯，单根电极即可满足。通常情况下，根据疼痛部位判断患者所受损的神经节段，受损神经节段即为治疗靶点，SCS 放置的有效触点位于中下位置较好，为预防后期电极随患者起身时出现下滑，可调整上部触点来覆盖完整疼痛区域。对于盆腔、下肢的带状疱疹神经痛，其神经支配的节段在腰骶段，由于腰骶神经根在脑脊液中处于漂浮状态，位置不固定，刺激覆盖范围也不固定，故下肢区域我们选取 T10 ～ T12 段神经，刺激区域偏向脊髓正中以覆盖腰、盆腔下肢区域。

若为背根神经电刺激，则 8 个触点应尽量位于靶点相邻 2 ～ 4 个节段的椎弓根内缘；若为背根神经节电刺激，靶点则为病变相应节段的椎间孔。

2. 周围神经电刺激电极靶点

（1）眶上、眶下神经电刺激：眼带状疱疹（Herpes zoster ophthalmicus，HZO）是一种与三叉神经第一分支（即眼神经 V1）相关的病毒性疾病。患者的眼区分布处出现严重面部疼痛。刺激眶上神经和滑车上神经可改善眼区分布区域的疼痛。眶上神经是眼神经的一个分支，从眶上切迹向上延伸到头部皮下区域，分布在额部皮肤。经皮眶上神经刺激（transcutaneous supraorbital nerve stimulation，t-SNS）可刺激（触发动作电位）位于前额皮肤下的眼神经（V1）滑车上和眶上分支；仅眶上神经刺激后，所有的眼神经分布区域都能观察到明显的疼痛缓解，可能是由于周围神经电刺激可降低神经元的过度兴奋性。

上颌神经从三叉神经半月神经节分出后从圆孔出颅，在眶下裂处移行为眶下神经，行走于眶下管内并从眶下孔出眼眶；眶下神经出眶下孔之后，支配面部皮肤，

其中最大一支为上唇支，其次为鼻内支，疱疹位于上唇及鼻翼部，可以采用眶下神经刺激治疗。

（2）三叉神经：通过卵圆孔的不同位置和方向可分别刺激三叉神经第1、2、3支。第1支位于卵圆孔体表投影内侧缘偏上（右侧，卵圆孔10～11点方向；卵圆孔左侧1～2点方向）。第2支位于卵圆孔体表投影内侧缘（右侧，卵圆孔9点方向；卵圆孔左侧3点方向）。第3支位于卵圆孔的正中或稍偏内侧。

（3）枕大神经：枕神经由枕大、枕小或枕第三神经组成。在C2水平激活来自尾侧三叉神经核的传入神经可诱导三叉神经和颈脊神经分布的疼痛，枕神经支配区表现为头后部疼痛。枕神经的神经反应可以影响颈神经和三叉神经支配区域的疼痛，当带状疱疹神经痛位于头后部或颈部时，可通过刺激枕神经缓解疼痛。枕大神经是C2的一个分支，是周围神经刺激的可及目标。

五、永久性IPG植入

（一）适应证

短时程神经电刺激测试治疗有效，且拔除电极后疼痛反复的带状疱疹神经痛患者。

（二）禁忌证

（1）凝血功能异常。
（2）手术部位感染。
（3）精神心理疾病。
（4）躯体形式障碍。
（5）不具备使用SCS装置的能力、特殊排异体质等。

（三）脉冲发生器植入

1. 确定脉冲发生器放置位置

术前确定脉冲发生器囊袋位置并标记，通常置于患者臀部或腹部。避开腰带位置，以免出现皮肤磨损，对睡和坐的体位无影响、最好放至身体右侧（以防将来需植入心脏起搏器），囊袋应大小合适，深度不超过2 cm。

对于有可能需要行脉冲发生器全植入患者，在行短时程电极测试治疗时即同时植入延长导线，这种方法保留了成功测试时相同的电极位置，并且无须再次进行电极植入，以免患者再次受伤。

2. 植入脉冲发生器

患者俯卧位，常规消毒铺巾。沿电极锚定切口缝线处拆线，局部麻醉，沿切口分离皮肤，暴露延长导线及电极锚定处，去除延伸导线。脉冲发生器囊袋标记处局部麻醉，根据标记的囊袋位置范围分离出囊袋，置入脉冲发生器确定囊袋大小合适，取出脉冲发生器。通过皮下隧道导引器将电极导联线引至皮下囊袋与脉冲发生器连接。使用体外程控仪测定触点间的电阻，正常 0.25 V 下，电阻 50 ~ 4000 Ω。置入脉冲发生器，切口缝合及脉冲发生器囊袋固定，无菌敷料覆盖。

（四）并发症

由于此为 II 期植入，故并发症主要是脉冲发生器故障。

1. 感染

手术部位感染。

2. 皮下血肿

手术形成的囊袋内浆液聚集，可于术后行绷带加压脉冲发生器，以减少渗液。

3. 免疫性反应

对植入的 SCS 装置的异物反应。对症治疗，严重者可能需要移除刺激器。

4. 设备相关并发症

（1）硬件故障：电极移位（或断裂）可能导致异常感觉区域漂移、覆盖疼痛区域不全甚至无法覆盖、疼痛缓解不佳。

（2）电池故障：SCS 系统"电池耗竭"，高频耗电快。无论可充电和不可充电脉冲发生器最终电池都会耗竭。

（3）其他：包括电磁干扰，脉冲发生器植入深度过深、颠倒或翻转，外部程序故障等。

5. 技术相关并发症

脉冲发生器放置在远离脊柱锚定点的位置，可能会牵引电极，增加移位的概率。

6. 与设备部件相关疼痛

脉冲发生器周围的疼痛，或电极锚点或电极导线延伸连接部位的疼痛等。将脉冲发生器植入于皮下脂肪密度较高的部位，可减少这类疼痛，必要时可进行手术移位翻修。

（曾永芬　金　毅）

参考文献

［1］ Parsons B, Pan X, Xie L, et al. Comparison of the efficacy and safety of pregabalin for postherpetic neuralgia in Chinese and international patients[J]. J Pain Res, 2018, 11: 1699-1708.

［2］ Lidierth M, Wall PD. Dorsal horn cells connected to the lissauer tract and their relation to the dorsal root potential in the rat[J]. J Neurophysiol, 1998, 80(2): 667- 679.

［3］ 樊碧发, 冯智英, 顾柯, 等. 脊髓电刺激治疗慢性疼痛专家共识[J]. 中国疼痛医学杂志, 2021, 27 (6): 406-409.

［4］ Janssen SP, Gerard S, Raijmakers ME, et al. Decreased intracellular GABA levels contribute to spinal cord stimulation- induced analgesia in rats suffering from painful peripheral neuropathy: The role of KCC2 and GABA(A) receptor-mediated inhibition[J]. Neurochem Int, 2012, 60(1): 21-30.

［5］ Sun L, Tai L, Qiu Q, et al. Endocannabinoid activation of CB1receptors contributes to long-lasting reversal of neuropathic pain by repetitive spinal cord stimulation[J]. Eur J Pain, 2017, 21(5): 804-814.

［6］ Yang F, Xu Q, Shu B, et al. Activation of cannabinoid CB1 receptor contributes to suppression of spinal nociceptive transmission and inhibition of mechanical hypersensitivity by A$_\beta$-fifiber stimulation[J]. Pain, 2016, 157(11): 2582- 2593.

［7］ Sato KL, King EW, Johanek LM, et al. Spinal cord stimulation reduces hypersensitivity through activation of opioid receptors in a frequency-dependent manner[J]. Eur J Pain, 2013, 17(4): 551-561.

［8］ Fan X, Ren H, Bu C, et al. Alterations in local activity and functional connectivity in patients with postherpetic neuralgia after short-term spinal cord stimulation[J]. Front Mol Neurosci, 2022, 11(15): 938280.

［9］ Meuwissen KPV, Toorn A, Gu JW, et al. Active recharge burst and tonic spinal cord stimulation engage different supraspinal mechanisms: a functional magnetic resonance imaging study in peripherally injured chronic neuropathic rats[J]. Pain Practice, 2020, 20(5): 510-521.

［10］ Mauck WD, Hunt CL, Olatoye OO, et al. Spinal cord and peripheral nerve stimulation for painful disorders[J]. Adv Anesth, 2019, 37: 163-186.

［11］ Rock AK, Truong H, Park YL, et al. Spinal Cord Stimulation[J]. Neurosurg Clin N Am, 2019 Apr, 30(2): 169-194.

［12］ Peeters JB, Raftopoulos C. Tonic, Burst. High-Density and 10-kHz High-Frequency Spinal Cord Stimulation: Efficiency and Patients' Preferences in a Failed Back Surgery Syndrome Predominant Population. Review of Literature[J]. World Neurosurg, 2020, 144: e331-e340.

［13］ Edinoff AN, Kaufman S, Alpaugh ES, et al. Burst spinal cord stimulation in the management of chronic pain: Current perspectives[J]. Anesth Pain Med, 2022, 12(2): e126416.

［14］ Petersen EA, Stauss TG, Scowcroft JA, et al. Effect of high-frequency (10-kHz) spinal cord stimulation in patients with painful diabetic neuropathy: a randomized clinical trial[J]. JAMA

Neurol, 2021, 78(6): 687-698.

［15］Dydyk AM, Tadi P. Spinal cord stimulator implant[M]. StatPearls Publishing, 2023.

［16］Esquer Garrigos Z, Farid S, Bendel MA, et al. Spinal cord stimulator infection: Approach to diagnosis, management, and prevention[J]. Clin Infect Dis, 2020, 70(12): 2727-2735.

［17］Mollica S, Awad M, Teddy PJ. Lead migration in neuromodulation[J]. J Clin Neurosci, 2021, 90: 32-35.

［18］Chan AK, Winkler EA, Jacques L. Rate of perioperative neurological complications after surgery for cervical spinal cord stimulation[J]. J Neurosurg Spine, 2016, 25(1): 31-38.

［19］Schmidt GL. The use of spinal cord stimulation/neuromodulation in the management of chronic pain[J]. J Am Acad Orthop Surg, 2019, 27(9): e401-e407.

［20］倪兵, 杜涛, 胡永生, 等. 背根神经节电刺激治疗慢性疼痛现状及国产化前景[J]. 中国疼痛医学杂志, 2021, 27(11): 810-814.

［21］Koetsier E, Franken G, Debets J, et al. Effectiveness of dorsal root ganglion stimulation and dorsal column spinal cord stimulation in a model of experimental painful diabetic polyneuropathy[J]. CNS Neurosci Ther, 2019, 25(3): 367-374.

［22］Ong Sio LC, Hom B, Garg S, et al. Mechanism of action of peripheral nerve stimulation for chronic pain: A narrative review[J]. Int J Mol Sci, 2023, 24(5): 4540.

［23］Urban BJ, Nashold BS Jr. Combined epidural and peripheral nerve stimulation for relief of pain[J]. J Neurosurg, 1982, 57: 365-369.

［24］Mauck WD, Hunt CL, Olatoye OO, et al. Spinal cord and peripheral nerve stimulation for painful disorders[J]. Adv Anesth, 2019, 37: 163-186.

［25］Parker JL, Cameron T. Technology for peripheral nerve stimulation[J]. Prog Neurol Surg, 2015, 29: 1-19.

［26］Fan X, Ren H, Xu F, et al. Comparison of the efficacy of short-term peripheral nerve stimulation and pulsed radiofrequency for treating herpes zoster ophthalmicus neuralgia[J]. Clin J Pain, 2022, 38(11): 686-692.

［27］Salmasi V, Olatoye OO, Terkawi AS, et al. Peripheral nerve stimulation for occipital neuralgia[J]. Pain Med, 2020, 21(Suppl 1): S13-S17.

［28］Deer TR, Levy RM, Verrills P, et al. Perspective: Peripheral nerve stimulation and peripheral nerve field stimulation birds of a different feather[J]. Pain Med, 2015, 16(3): 411-412.

［29］Verrills P, Russo M. Peripheral nerve stimulation for back pain[J]. Prog Neurol Surg, 2015, 29: 127-38.

［30］Wan CF, Song T. Efficacy of pulsed radiofrequency or short-term spinal cord stimulation for acute/subacute zoster-related pain: a randomized, double-blinded, controlled trial[J]. Pain Phys, 2021, 24: 215-222.

［31］Isagulyan E, Tkachenko V, Semenov D, et al. The effectiveness of various types of electrical stimulation of the spinal cord for chronic pain in patients with postherpetic neuralgia: a literature review[J]. Pain Res Manag, 2023: 6015680.

［32］Huang J, Yang S, Yang J, et al. Early treatment with temporary spinal cord stimulation effectively prevents development of postherpetic neuralgia[J]. Pain Physician, 2020, 23(2):

E219-E230.

［33］ Sun W, Jin Y, Liu H, et al. Short-term spinal cord stimulation is an effective therapeutic approach for herpetic-related neuralgia-A Chinese nationwide expert consensus[J]. Front Aging Neurosci, 2022, 14: 939432.

［34］ 吴雨菲, 邹天浩, 杨东. 脊髓电刺激治疗带状疱疹神经痛的应用进展[J]. 中国疼痛医学杂志, 2022, 28(2): 134-138.

［35］ 中国医师协会疼痛科医师分会, 中国医师协会神经调控专业委员会. 经皮穿刺短时程神经电刺激治疗带状疱疹神经痛中国专家共识[J]. 中国疼痛医学杂志, 2021, 27(11): 801-805.

［36］ Huang M, Chen Q, Wu S, et al. Treatment efficacy and technical advantages of temporary spinal nerve root stimulation compared to traditional spinal cord stimulation for postherpetic neuralgia[J]. Pain Physician, 2022, 25(6): E863-E873.

［37］ Jensen MP, Brownstone RM. Mechanisms of spinal cord stimulation for the treatment of pain: Still in the dark after 50 years[J]. Eur J Pain, 2019, 23(4): 652-659.

［38］ 刘竟, 鄢建勤, 罗剑刚. 脊髓电刺激治疗带状疱疹相关性疼痛研究进展[J]. 中国疼痛医学杂志, 2021, 27(12): 923-925.

［39］ Hong SW, Kim MJ, Park CH, et al. Dorsal root ganglion stimulation combined with spinal cord stimulation for effective treatment of postherpetic neuralgia - A case report[J]. Anesth Pain Med, 2021, 16(4): 387-390.

［40］ Hong SW, Kim MJ, Park CH, et al. Dorsal root ganglion stimulation combined with spinal cord stimulation for effective treatment of postherpetic neuralgia - A case report[J]. Anesth Pain Med (Seoul), 2021, 16(4): 387-390.

［41］ Han R, Guo G, Ni Y, et al. Clinical efficacy of short-term peripheral nerve stimulation in management of facial pain associated with herpes zoster ophthalmicus[J]. Front Neurosci, 2020, 14: 574-576.

［42］ Ochani TD, Almirante J, Siddiqui A, et al. Allergic reaction to spinal cord stimulator[J]. Clin J Pain, 2000, 16: 178-180.

第四篇
带状疱疹神经痛的
中医治疗

第十二章

带状疱疹神经痛的中医治疗

第一节　急性带状疱疹中医治疗

本病的发病因素应从急性期说起，急性期致病因素一为感受湿热毒邪，二为正气虚弱，毒邪和正气虚弱相互为因。患者感受湿毒，邪毒稽留体内，易阻气机，与气血搏结而化热，阻于经络，滞于脏腑，湿困脾土，脾失健运。湿热甚则熏蒸肝胆，肝郁化火，致使毒邪化火与肝火、湿热相互搏结，以致血瘀气滞，气血不通，故疼痛不休。

一、肝经郁热证

治法：清热利湿，解毒镇痛。

推荐方药：龙胆泻肝汤加减。龙胆草 6 g，黄芩 9 g，山栀子 9 g，泽泻 2 g，木通 9 g，车前子 9 g，当归 8 g，生地黄 20 g，柴胡 10 g，生甘草 6 g 等。

推荐中成药：可予清热解毒除湿的中成药如龙胆泻肝丸等。疼痛剧烈者可配合内服元胡镇痛胶囊。可选用清热凉血解毒的中药针剂，如清开灵注射液等。

二、脾虚湿蕴证

治法：健脾利湿，佐以解毒。

推荐方药：除湿胃苓汤加减。白术（土炒）9 g，厚朴（姜炒）9 g，陈皮 9 g，猪苓 9 g，泽泻 9 g，赤茯苓 9 g，滑石 9 g，防风 9 g，山栀子（生研）9 g，木通 9 g，肉桂 3 g，甘草（生）3 g 等。

推荐中成药：可予健脾除湿的中成药如参苓白术丸等。疼痛剧烈者可配合内服元胡镇痛胶囊。可选用健脾益气中药针剂，如黄芪注射液等。

以上两型加减：疱疹发于头面者，可选加荆芥、防风、薄荷、连翘、大青叶等；发于上肢者，可加姜黄；发于胸部者，可加瓜蒌；发于腹部者，可加陈皮、厚朴；发于下腹部者，可加川楝子；发于下肢者，可加牛膝；水疱呈血性者，可加丹皮、白茅根；继发感染者，可加金银花、蒲公英；大便秘结者，可加川大黄；年老体虚者，可加黄芪。

三、气滞血瘀证

治法：治宜理气活血，通络镇痛。

推荐方药：桃红四物汤加减。当归 15 g，熟地 15 g，川芎 15 g，白芍 15 g，桃仁 15 g，红花 15 g。

加减：余毒未清的患者加黄芩、板蓝根，体实者加大黄破瘀，年老体弱者加黄芪、太子参以扶助正气；阴虚者加元参、麦冬、龟板、白芍、当归，睡眠欠安者，给予生牡蛎、首乌藤；疼痛甚者，加全蝎、地龙。

推荐中成药：可予活血镇痛中成药如大黄蛰虫丸、血府逐瘀丸等，亦可选用逍遥丸、金铃子片、新广片等理气活血镇痛药。

随症加减用药

引经药：发生于颜面部的疱疹患者加川芎，颈部加葛根，胸背部加柴胡，发于腰腹部加桑寄生、杜仲，发于上肢加姜黄，发于下肢加怀牛膝。

疼痛剧烈者加蜈蚣、全蝎、地龙、白僵蚕等，纳呆食少者加木香、神曲、山楂等，便秘加酒制大黄、玄明粉等，失眠加茯神、远志、酸枣仁、夜交藤等。

四、外治法

（一）皮损处理

（1）水疱、大疱给予抽吸疱液，脓疱给予清创处理。

（2）红斑、水疱、渗出皮疹给予中药湿敷，以黄柏、马齿苋等清热解毒中药按 3% 比例加水或内服方第 3 煎加水 3000 ml，煮沸后小火煎 15 分钟，滤出药液，待凉至室温，以 6 ~ 8 层纱布浸于药液中，稍拧干至不流水为度，湿敷患处，每 10 分钟交替 1 次，共计湿敷 30 ~ 40 分钟。每日 1 ~ 2 次。

（3）水疱、糜烂、渗出皮损处外用青黛膏、黄柏膏等清热解毒之中药外涂，干燥皮损或出现红肿溃疡者，可用金黄膏外敷。

（二）针灸治疗

（1）刺络拔罐：发病初期，用三棱针在沿疱疹分布区或阿是穴点刺放血，当即用玻璃火罐采用闪火法将其置于皮疹处，隔日一次，连续治疗 3 ~ 5 次，皮疹较多者慎用。

（2）循经取穴：用于带状疱疹后期及后遗神经痛。常规消毒后，在皮损发病部位相应经络取穴针刺，针刺入后留针半小时，每天 1 次。

（三）物理治疗

选用红外线照射、半导体激光、氦氖激光、微波等治疗仪照射治疗，每日 1 次。

（薛纯纯）

第二节　带状疱疹后神经痛从络三期辨治

PHN 患者经过前期的治疗，湿热毒邪基本消除，但疼痛仍顽固存在，主要原因为余毒未清，稽留络脉，络脉损伤日久不能修复导致疼痛缠绵难愈。病机关键为毒损络脉，络损不复。《临证指南医案·诸痛》曰："然其独得之奇，尤在乎治络一法。盖久痛必入于络，络中气血虚实寒热，稍有留邪，皆能致痛，此乃古人所未言及。"因此治疗 PHN 的关键在于络脉之通畅，气血运行之无碍，以"通"为用，所谓"通"者，中结者使之旁达，亦通也；虚者助之使通，寒者温之使通，使得气血流通，从而将络脉的损伤降低到最低程度。我们按照 PHN 病程将其分为三期：初期，毒损络脉，病程在 1 ~ 3 个月；中期，络脉瘀阻，病程在 3 ~ 6 个月；晚期，络虚不复，病程一般在半年以上。

一、初期：毒损络脉——清毒舒络方以清热解毒，舒络镇痛

带状疱疹皮愈合后疼痛持续 1 ~ 3 个月，这个时间窗对于治疗来说至关重要，需及时进行疼痛控制，方可将络脉的损伤程度降到最低。该阶段络脉已损伤，湿热余毒基本消除，但余毒未清，部分孙络及浮络可能还滞留残余毒邪，邪正交争，气血运行失畅，络脉绌急（屈曲拘急），余毒不除，络脉损伤就会继续加重。因此，治疗上以清除余毒为主。临床上主要表现为局部皮损色红，阵发性或者持续性针

刺样疼痛，自觉皮肤灼热，时有麻木，伴心烦易怒，失眠，口苦咽干，大便干结或正常，小便黄，舌红、苔黄或腻，脉弦滑。治宜清热解毒，舒络镇痛。自拟解毒舒络方，方药组成：羌活18 g，防风9 g，大青叶15 g，栀子9g，泽兰9 g，酒大黄3~6g，当归9g，丝瓜络12 g，忍冬藤15 g。其中羌活、防风取自九味羌活汤，解表祛风胜湿，大青叶、栀子具有清热解毒功效；现代研究发现大青叶可促进T淋巴细胞活化增强免疫功能。炒栀子入血分，既能清血分之热，又出于气分，清气分之热，气血两清。泽兰入肝、脾二经，辛散温通，不寒不燥，性较温和，行而不峻，能疏肝气而通经脉，具有祛瘀散结而不伤正气的特点；当归养血活血化瘀，又无破血药之峻烈，正是护络良品；酒大黄泄热除滞，兼活血祛瘀。丝瓜络既可清解余毒，又可通络镇痛。

二、中期：络脉瘀阻——活血通络方以活血化瘀，通络镇痛

经过前期邪正交争，余毒逐渐消退，但是络中气血因络脉的不断受损导致运行受阻，发为气滞血瘀，导致络脉瘀阻。此证候在PHN患者中最为多见，治疗上以化瘀通络为重点，恢复络脉的气血运行。临床上患者主要表现为局部皮损色晦暗或黧黑，自觉阵发性刺痛或刀割样疼痛，疼痛位置固定不移，夜间疼痛较白天明显，伴或不伴有局部皮肤烧灼痛，自发性疼痛，难以入眠，饮食正常或食欲不佳，大便少，小便可，舌暗红，舌面多见瘀点或瘀斑，苔多薄白或腻，脉弦涩或细涩。治宜活血化瘀，通络镇痛，佐以解郁安神。方选活血通络方加减，以桃红四物汤为基础方进行加减，药物有桃仁9 g，红花6 g，川芎9 g，当归9 g，白芍9 g，生地黄9 g，鸡血藤15 g，三棱10 g，莪术10 g，虎杖15 g，合欢皮30 g，首乌藤30 g，全蝎3 g，蜈蚣3 g。桃红四物汤具有养血活血、祛瘀生新、通络镇痛功效，是叶天士治络"辛润通络"法的真实体现；三棱、莪术破血祛瘀、行气镇痛，两药合用，散一切血瘀气结；鸡血藤不仅养血活血，化瘀通络，配合当归达到祛瘀生新功效，共同修复受损络脉；虎杖清热解毒，散瘀镇痛；合欢皮、首乌藤疏肝解郁安神，活络镇痛；全蝎、蜈蚣搜风通络镇痛。诸药合用，共奏养血活血、行血化瘀、通络镇痛、解郁安神之功。现代研究表明，桃红四物汤具有调节免疫，促进机体血液循环，抑制炎性介质的释放、减轻疼痛的作用。

三、晚期：络虚不复——补虚护络方以益气养阴，护络镇痛

PHN络脉瘀阻日久，气血运行受阻，络脉失养，致络虚损，且患者经过慢性

疼痛的伤害，耗伤气血，气血亏虚，络脉失养，加重络虚。此证候多见 60 岁以上老年人及身体虚弱者，病程多在半年以上。治疗时应重视益气养血，慎用辛温燥烈、破血化瘀药物，以免伤正，加重络虚。临床主要表现为局部隐隐作痛，不可名状，伴坐卧不安，倦怠乏力，夜不能寐，大便不调，小便可，舌暗淡、苔薄白或少，脉涩无力。治宜益气养血，滋阴通络，祛风镇痛，自拟补虚护络方，由圣愈汤合芍药甘草汤组成。常用药物有黄芪 15 ~ 30 g，党参 9 g，川芎 12 g，当归 9 g，熟地黄 9 g，白芍 30 g，甘草 6 g，柴胡 9 g，白术 12 g，茯苓 12 g。组方中圣愈汤益气养血以补络脉之虚。其中黄芪、党参、白术甘温通络，川芎、熟地黄、当归辛润通络，柴胡调畅络脉之气机，白术、茯苓顾护脾胃，芍药甘草汤缓急镇痛，诸药合用，益气养血以纠正络虚，滋阴养血以通络，搜风通络以镇痛。

四、根据不同疼痛形式加减用药

根据 PHN 疼痛的主要表现形式进行加减用药，主要以药对为主，①火烧样疼痛加水牛角和生地黄，这两味药取之犀角地黄汤，加强清热解毒凉血作用，其中水牛角用量 30 g。②针刺样疼痛加失笑散，由生蒲黄与五灵脂组成，《本草纲目》载："失笑散，不独治妇人心痛血痛；凡男女老幼，一切心腹胁肋、少腹痛、疝气并胎前产后，血气作痛，及血崩经溢，百药不效者，俱能奏功。屡用屡验，真近世神方也。"③触诱发疼痛加金铃子散，由延胡索与川楝子组成，疼痛部位多在胸腹部。金铃子散出自《素问病机气宜保命集》，具有活血化瘀、行气镇痛功效。④刀割样疼痛加乳香和没药，乳香善透窍以理气，没药善化瘀以理血，二药并用为宣通脏腑、疏部位在胁腹、躯干、四肢者，均可用其行气活血镇痛。⑤自发性疼痛：采用通阳或者益元，加熟附片和鹿角片，阳气畅达可恢复络脉出入自由、充盈满溢的状态。⑥牵扯性疼痛加木瓜和伸筋草。⑦电击样疼痛多为肝风内动，加天麻和钩藤。

五、引经药

PHN 在胸胁部，加柴胡、桔梗 3 ~ 6 g，《本草崇原》认为："桔梗，治少阳之胁痛。"《神农本草经》载："（桔梗）主胸胁痛如刀刺。"现代药理研究认为桔梗有抗炎镇痛、提高免疫力的作用。头部加升麻；颈项部加羌活、葛根；腰腹部加狗脊、杜仲；下肢加怀牛膝，上肢加桑枝。

六、刺络放血

PHN 经中药口服后仍有部分患者治疗效果欠佳，主要原因包括：①络脉细小，用药力弱则不达，或攻伐太过则又易伤脾胃，造成用药两难；② PHN 患者多年事较高或者年老体弱者，络脉易损难复，长期用药，部分患者难以耐受。因此，外治法可减少服药之苦，也可减少对脾胃的刺激。"至虚之处，便是留邪之地。"这些细小的孙络、浮络，被破坏而且还滞留了一些毒邪的残余，这样它们就不能行使循环作用，通过放血的方法使得毒邪有所出入，新血再生，带来新的营养物质。一般来说，经过放血原来的主痛点为次痛点，会出现新的主痛点，此时根据以痛为腧，经过 2 ~ 3 次的刺络放血可基本上解决局部疼痛。

刺络放血镇痛的方法早在《内经》中散见记载，如《素问·诊要经终论》："夏刺络俞，见血而止，尽气闭环，痛病必下。"《素问·血志形气》说："凡治病必先去其血，乃去其所苦，伺之所欲，然后泻有余，补不足。"《灵枢·寿夭刚柔》曰："久病不去身者，视其血络，尽出其血。"叶天士在《临证指南医案》中则有了更加具体的描述："久病在络，气血皆窒""邪与气血两凝，结聚络脉""久病必治络，谓病久气血推行不利，血络之中必有瘀凝。"刺络放血是直接针刺病变处皮肤络脉，使其出血，令邪毒随之外泄，继以拔罐，使邪毒消散殆尽，疼痛可止。研究发现刺血疗法可有效改善皮损部位的神经末梢周围的血液循环，促进局部的代谢产物及炎症因子的有效排出，使得受损神经末梢得到必要的供氧，提高神经修复能力。

（薛纯纯）

第三节 电针治疗

一、CT引导下电针针刺胸段背根神经节治疗带状疱疹神经痛

带状疱疹（HZ）通常由潜伏于感觉神经节的水痘 – 带状疱疹病毒（VZV）重新激活所致，而 HZ 在急性期仍残留的疼痛被定义为带状疱疹后神经痛（PHN），该类疼痛具有持续性、疼痛性质多样等特点，严重影响患者生活质量。目前国内外，

对 PHN 的定义仍有一定争议，不同的文献或专家共识对 PHN 诊断标准仍不统一。国内专家共识为带状疱疹皮疹愈合后持续 1 个月及以上的疼痛定义为 PHN。PHN 的疼痛性质多样，可表现为烧灼样、电击样、刀割样、针刺样或撕裂样，且常伴有感觉异常的带束感、蚁行感、瘙痒感、温度觉和振动觉异常。部分 PHN 患者的疼痛病程可超过 1 年，有些可迁延达 10 年，甚至更长时间。高龄、皮疹爆发期间的剧烈疼痛、痛觉敏化及严重的皮损、特殊的临床分型，如：三叉神经和耳神经带状疱疹，内脏神经带状疱疹都是 PHN 的危险因素。目前，PHN 的治疗尚未发现特效治疗方案。除药物如普瑞巴林、吗啡类等，神经阻滞、脉冲射频外，电针治疗在中医中具有重要地位。研究表明：电针针刺神经干、神经节比针刺穴位镇痛疗效更加明确，但缺乏统一标准。因此，电针针刺结合现代医学影像引导是临床治疗带状疱疹神经痛的新选择。本文重点介绍 CT 引导针刺胸部背根神经节治疗带状疱疹神经痛。

1. 适应证

胸段急性带状疱疹皮疹愈合后持续 1 个月及以上的疼痛。

2. 禁忌证

CT 引导下电针治疗，操作简单，安全，一般无绝对禁忌证，下列情况下仍需谨慎。

（1）针刺部位仍有皮疹未完全愈合者。

（2）针刺部位皮肤因伴有糖尿病等感染倾向者。

（3）伴血液系统疾病或凝血功能障碍者，须改善凝血功能后实施。

（4）严重心脏功能疾病，不能耐受俯卧位，可改为侧卧位治疗。

（5）胸椎严重退变，针刺节段椎间孔严重骨性狭窄者。

（6）针刺节段椎体有肿瘤浸润，椎弓破坏者。

（7）肺气肿等慢阻肺明显者。

（8）有心慌、胸闷等晕针史。

3. 术前准备

电针刺激仪（BF701-1B）、一次性针灸针（0.45X75）、无菌手套、无菌敷料包、消毒碘伏、注射器、局麻药、阿托品、压宁定针剂、简易呼吸器、高压面罩、气管插管器具、氧气、平车、细金属丝（定位用）；治疗前 4 小时静脉留置套管针，签署知情同意书，术前 CT 室清洁空气消毒半小时以上。

4. 操作方法

患者入 CT 室后开放静脉通道，取俯卧位，胸下垫一薄枕。先行 CT 扫描。根据疼痛相应节段的椎间孔、胸膜、肺的毗邻关系确定进针点、进针方向、进针

深度。进针点（一般选偶数点，便于接入电针刺激仪）一般位于疼痛侧足太阳膀
胱经第二侧线穴位如：附分、魄户、膏肓、神堂、譩譆、膈关、魂门、阳纲、意
舍、胃仓及手太阳小肠经的肩外俞。穴位体表投影位于相应椎间孔水平正中线旁
开 3 ~ 4 cm。无菌消毒，铺巾，持针灸针沿确定好的进针点、进针方向刺入，碰
到骨质，定位扫描针尖位置于上关节突，轻轻旋转针尾，沿关节突滑入椎间孔内
2 cm。患者出现疼痛区域刺激感（得气）后停止进针。再次扫描，确定针尖位置
在矢状位于椎间孔上缘，横断面在硬膜外侧间隙。接入电针刺激仪，2 Hz，1 ~ 3 mA，
刺激 15 分钟出针。3 天后重复治疗一次（图 12-3-1，图 12-3-2）。

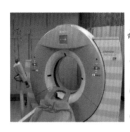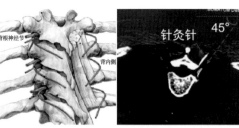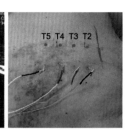

图 12-3-1 电针针刺胸段背根神经节（1）

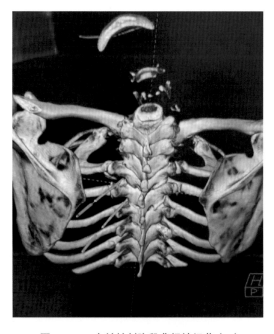

图 12-3-2 电针针刺胸段背根神经节（2）

5. 术中监护及注意事项

患者治疗中给予指末血氧检测，如出现心率加快、血压下降时停止治疗。如
出现干咳等气胸胸膜刺激症状，应停止操作，行 CT 扫描确定损伤程度，预防气

胸发生。如患者过度紧张，可给予镇静药，如右美托咪定或咪唑安定等。

6. 疗效评价

电针刺激结束后，用棉签测试支配区疼痛敏感度并记录评分。第 2 天记录 VAS 评分。

7. 并发症预防及处理

（1）气胸：治疗前充分扫描确定穿刺针方向及深度，根据测量数据确立进针深度，适度压低针尖使针尖稍向背侧倾斜，调整针尾刺到骨质（椎板或关节突），调整抬高针尾，沿骨质滑入椎间孔。如术中不慎刺入肺部，应密切观察并绝对卧床。当气胸＜ 30%，给予抗生素预防感染辅以咳嗽训练；当气胸＞ 70%，行闭式引流。

（2）血肿或出血：针刺治疗一般不会发生。但治疗前应充分评估患者血凝状态，影像学排除局部血管瘤、血肿等相关疾病。严格限制进针深度，避免刺入大动脉、静脉及心包。

（3）穿刺针灸针折断：治疗前检查针灸针的质量（轻轻折弯数次），治疗中尽量按一个方向进针。遇到阻力后扫描，确定针的位置，改变方向时退至皮下，重新进针。如有折断，末端在人体外，以止血钳轻轻拔出，并检查残端完整性；末端在人体内则手术取出。

（4）晕针：治疗前充分与患者沟通，宣教，告知患者整个治疗过程，治疗中密切观测，不断询问患者感受。如患者血压下降明显、心率明显加快，则停止操作，改平卧、吸氧，必要时给予相应药物治疗。

（5）感染：治疗前充分消毒，治疗中严格无菌操作，穿刺点距未愈合皮疹10 cm 以上。治疗后如存在穿刺点红肿，无须处理，如感染进行抗菌药物治疗。

（6）神经损伤或脑脊液漏：治疗中如出现放射样神经刺激症状，调整进针方向，严格限制椎管内进针深度。

（王开强　薛纯纯）

二、CT引导下电针治疗带状疱疹三叉神经痛

1. 定义

水痘－带状疱疹病毒侵犯三叉神经支诱发的急性和后遗神经痛（1 个月以上）。

2. 适应证

三叉神经 3 支感染带状疱疹诱发的神经痛。

3. 禁忌证

（1）皮疹未愈合者。

（2）有严重器质性疾病者。

（3）严重晕针者。

4. 治疗前准备

电针刺激仪（BF701-1B）、一次性针灸针（0.45X100）、无菌手套、无菌敷料包、消毒碘伏、注射器、局麻药、阿托品、压宁定针剂、简易呼吸器、高压面罩、气管插管器具、氧气、平车、细金属丝（定位用）；治疗前4小时静脉留置套管针，签署知情同意书，术前CT室清洁空气消毒半小时以上。

5. 操作方法

患者进入CT室后，再次确认疼痛属支及静脉通道通畅。患者仰卧于CT操作台上，接入心电及指末血氧检测。拟穿刺侧面部安放定位栅并用宽胶带固定头部，采用含铅遮蔽物做眼部、颈部覆盖防护的CT扫描头颅定位如第1支眶上神经，第2支眶下神经采用层厚3 mm垂直扫描；圆孔或圆孔采用半冠状体位，扫描基线平行于外耳孔至颏突和尖牙连线中点的连线层厚3 mm。根据扫描数据确立进针角度度、深度，觉疼痛区有异样感（得气），再次扫描定位，接电针2 Hz、2 mA，刺激15分钟拔针。3天后行第2次治疗（图12-3-3，图12-3-4）。

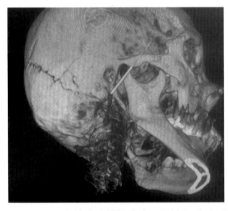 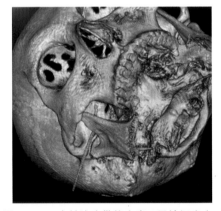

图 12-3-3　电针治疗带状疱疹三叉神经痛（1）　　**图 12-3-4　电针治疗带状疱疹三叉神经痛（2）**

6. 疗效评价

治疗前用VAS评分，评定分级，治疗后即刻用针刺测试疼痛程度，记录评分。治疗24小时再次请患者识别VAS量表、评分。

7. 术中监护

整个治疗过程中严密监护患者生命体征，发现异常时立即停止治疗。

8. 并发症预防及处理

电针治疗三叉神经痛一般无严重并发症，对年老、体弱或有基础疾病者慎重。

（1）晕针：治疗前充分与患者沟通，宣教，告知患者整个治疗过程，治疗中密切观测，不断询问患者感受。如患者血压下降、心率明显加快，则停止操作，吸氧，严密观察生命体征。治疗前特别紧张焦虑者可给予适量镇静药物。

（2）血肿：卵圆孔穿刺时，因面部血运丰富，易产生皮下血肿，穿刺前应明确穿刺点与方向，争取一次穿刺成功。治疗结束后按压面部并冷敷以减轻血肿。必要时给予止血药物。

（3）血压升高：治疗中患者因焦虑、交感神经节受刺激导致血压升高。治疗前充分与患者沟通，宣教，告知患者整个治疗过程，治疗中密切监测血压。血压升高明显者，停止操作。必要时给予短效降压药物。

（4）折断：治疗前检查针灸针的质量（轻轻折弯数次），治疗中尽量按一个方向进针。遇到阻力后扫描，确定针的位置，改变方向时退至皮下。重新进针。如有折断，末端在人体外，以止血钳轻轻拔出，检查残端完整性；末端在人体内则手术取出。

（5）电针刺入空腔内诱发感染：治疗前充分消毒，治疗中严格无菌操作，穿刺点距未愈合皮疹 10 cm 以上。治疗中严格限制深度，避免刺入鼻窦、颅内。如刺入口腔则停止操作。

（王开强　丁晓燕）

第五篇
带状疱疹神经痛中西医结合治疗的靶点

第十三章

中西医结合治疗的靶点

一、中西医结合论治的基础理论契合点

（一）电是生命存在的基本特征

现代医学认为，细胞是人体形态和功能的基本单位。细胞膜是从原始生命物质向细胞进化所获得的一种双层膜性结构，将细胞内容物与周围的环境分隔开来，形成独立的生命小体。人体各器官各系统的生命活动是由带电离子和分子在细胞膜内外交换的基础上进行的。宇宙万物几乎没有不伴电现象变化。人体是一个带电小体，在细胞膜内外分布着许多带电离子和分子，胞外有较多的 Na^+ 和 Cl^-，膜内含有较高浓度的 K^+ 和带负电的蛋白质。在安静状态下形成膜外带正电，膜内带负电的静息电位。当细胞受到刺激而兴奋时则翻转为膜内带正电膜外带负电的动作电位。活体细胞组织不论是安静还是在活动时都有电变化，称之为生物电现象。神经系统由外周神经系统和中枢神经系统组成，疼痛的传导与信息整合也是一个电活动过程。当伤害信息（感染、损伤、缺血）刺激外周伤害感受器释放 P 物质、5-HT、谷氨酸等，作用于外周神经系统传入纤维 C 纤维和 A_δ 纤维末梢，局部发生膜通透性改变，钠离子内流增加，膜内电压升高至阈电位，钠离子大量内流产生动作电位，此时膜电位内正外负，而周围平静膜电位仍为静息电位（内负外正）。兴奋膜离子向平静膜流动。平静膜达阈电位后再次产生动作电位，并依次传导至初级神经元，初级神经元通过突触递质或电变化将信息传递至高级神经中枢进行整合。

（二）中医认为气是生命活动的基础物质

人的生命由精而来。《素问·金匮真言论》说："夫精者，身之本也。"精是生殖之精与水谷之精的合称。生殖之精承受于父母，是构成胚胎的原始物质。《灵枢·本神篇》："生之来，谓之精。"水谷之精是通过水谷饮食消化吸收，去其糟粕的精华物质。两者融合成为人体生命的本源，是构成人体和维持人体生命活

动的最基本物质。

人体之气来源于生殖之精者，称为元气（先天之气）；来源于水谷之精者和自然界的氧气者称为宗气（后天之气），两者结合，《黄帝内经》称为"人气"。气是人体内活力很强，运行不息的精微物质，是构成人体和维持人体生命活动的基本物质之一。气运行不息，调动和调控着人体内的新陈代谢，维系着人体的生命进程。气的运动停止则意味着生命终止。《管子·枢言》说："有气则生，无气则死，生者以其气。"

（三）气与电的关系

中医学认为，气的活动为升降出入，一是活动异常，容易带来疾病，如怒则气上，喜则气缓，悲则气消，悸则气乱，寒则气收，热则气泄。1953年，美国芝加哥大学的科学家康来·米勒做了一个模拟试验，用一个玻璃仪器，按地球大气比例成分，通入氢气、氧气、甲烷，在闪电作用下合成甘氨酸、丙氨酸。另有科学家重复同一试验将闪电改为紫外线、X射线和γ射线照射，合成嘌呤、嘧啶、核糖、脱氧核糖等有机小分子。1960年，美国化学家用18种氨基酸，在无水状态下合成了类蛋白质和双层质膜，这就是原始细胞模型。由此可以推断，生命起源是原始大气在电作用下生成的。

生命起始于原始大气的化合物，此化合物是原始大气在正负电荷（闪电）的刺激下合成的。原始大气的化合物可视为中医中的精，其中正负电荷可视为中医学中的气，故气与电实质相同。气有阴阳，电有正负电荷。正电荷称阳电，负电荷称阴电。阴阳两电相互作用，对立统一。阴阳二气升降出入，协调平衡，维持生命进程。阴阳活动（气与电）最为生动的体现是自主神经（交感与副交感）活动的平衡制约。

二、带状疱疹（蛇串疮）病因契合点

带状疱疹，中医又称为"蛇串疮"。多由肝胆火炽，脾湿内蕴，复感时令毒邪，内外相因，湿热毒邪搏结，壅于皮肤所致。其中肝胆火炽系由情志不遂，肝失疏泄，郁久化火所致；脾胃湿热是由过食肥甘厚味或饮食失节，损伤脾胃，运化失司致水湿停聚，蕴久化热，湿热内结，阻遏经络，气血凝滞；气滞血瘀系由肝郁日久气滞血瘀，或老年体弱，血虚肝旺，湿毒热盛，气血凝滞。总之本病的病因为湿热，气血运行失常，邪毒入侵致气血凝滞。《医宗金鉴》认为湿热为脾肺二经，肝火属肝心二经。也就是说，毒邪入侵，其气必虚；若气血运行正常，外邪不可干。

西医认为，带状疱疹则是在机体免疫力下降（亚健康、劳累）即中医所说的"正气"虚弱时，水痘病毒（邪毒）由神经节释放，沿神经（由经及络）感染并破坏髓鞘至神经末梢，诱发炎性痛（湿热）及神经痛（气血凝滞）。

三、带状疱疹神经痛药物治疗的契合点

中医治疗带状疱疹的原则是辨证论治与整体观念。本症属肝火热者，治宜清泄肝火；属脾湿内蕴者，治宜健脾除湿或清热利湿；若湿热阻络，气血凝滞，疼痛不止者，当活血理气，通络镇痛。务使湿祛热清，经脉得通，气血畅行，则瘀消痛止。总之是扶正去邪（湿、火），理气通瘀。

肝胆火盛，泄肝胆实火，佐以清热利湿，龙胆泻肝汤化裁。龙胆草 15 g，黄芩 12 g，栀子 12 g，柴胡 9 g，甘草 6 g，本方泻中有补，清中有养，清湿热又能养阴血。根据不同部位疼痛适当加用乳香、没药（局部疼痛明显），姜黄、桂枝（上肢），牛蒡子、野菊花（颜面）。脾胃湿热，健脾利湿，佐以清热，宜用除湿胃苓汤加减，苍术 10 g，白术 10 g，厚朴 9 g，陈皮 9 g，茯苓 12 g，猪苓 12 g，滑石 9 g，木通 6 g，甘草 3 g，薄桂 12 g，薏苡仁 12 g。本方可健脾和中，利水渗湿，兼可清热。若湿重，加藿香、大腹皮、车前子等以加强利湿之功；热毒较盛者，可加金银花、栀子、土茯苓、赤小豆清热解毒；便溏，加山药、扁豆。气滞血瘀，疏肝理气，活血化瘀，宜柴胡疏肝散合桃红四物汤加减。柴胡 12 g，枳壳 12 g，白芍 15 g，当归 10 g，川芎 9 g，桃仁 12 g，红花 10 g，延胡索 10 g，郁金 10 g，香附 9 g，川楝子 9 g，甘草 3 g。本方疏肝解郁为主，兼能活血镇痛。气阴两虚者加用黄芪、党参、麦冬、龟板益气养阴。急性期红斑、水泡未消退者加苍术、赤小豆清热利湿。刺痛明显者加牡蛎、磁石、珍珠母。

西医在治疗带状疱疹治疗时也运用了中医的"扶正祛邪，理气化瘀"理念。比如通过抗病毒（去邪）药物杀死或降低病毒载量；通过胸腺法新注射提高机体免疫力及甲钴胺修复神经（扶正）；通过钙通道调节药普瑞巴林、抗抑郁药物调节中枢及外周神经（理气）。

因此，本病急性期应用西医辅以中医达快速镇痛、愈合作用（祛邪），后期则应以中医扶正、理气、通瘀为主。

四、带状疱疹神经痛治疗的射频与针刺契合点

针刺与射频治疗技术是传统中医与现代医学治疗带状疱疹神经痛的主要治疗

手段。针刺系循经取穴治疗，而射频则通过神经感受器、神经干、神经节发挥镇痛作用。针刺治疗作用的经络与射频作用的神经系统在结构与治疗机制上有明确的契合点。

（一）经络与神经的内在联系

中医认为，经络是运行气血，联系脏腑和体表及全身各部的通道，是人体功能的调控系统。现代医学认为神经系统是人体的主要调控系统。因此，经络与神经系统都是传递信息的载体，且经络功能发挥的前提是神经系统结构的完整。有研究表明经络是还有线粒体三磷酸腺苷（ATP）较多的细胞组织的线路，腧穴是线粒体较多细胞组成的点；经络循行线，与周围神经分布大体一致。如手太阴肺经沿肌皮神经和前臂外侧皮神经分布走行，躯干尤其是腹背侧的经络循行很大一部分同神经节段关系一致，更为神奇的是足太阳膀胱经络循行线及 31 个穴位与交感链体表投影相重叠。这也解释了膀胱经信息传递与神经节之间信息传递由交感神经链来承载的研究结果。穴位与外周神经的重叠性更加明显，如攒竹和眶上神经，承泣、四白和眶下神经，环跳、殷门、承扶、委中与坐骨神经等。针刺穴位时效应的产生与经络间各种功能的完成均在神经的作用下实现的。直接针刺神经或运动点获得的"得气"信息及作用明显强于随便取穴。针刺信息经过外周神经感受器自我循环反射、放大加工处理后传导至脊髓背角第 1 层和第 5 层，后上传至丘脑，再投射到皮质。通过神经细胞分泌 5-HT 和内啡肽发挥脊髓 – 丘脑 – 中脑 – 边缘回路的镇痛效应。

（二）针刺经络镇痛与射频神经调控的原理一致

无论是针刺还是射频都是通过经络（神经）的电磁场改变发挥作用的。早在 1959 年，张秉成等研究发现，人体经络感传速度是由电磁波的"群速度"决定的。李克学等也发现经络系统的背景是人体内一个连续分布的电磁驻波叠加而形成的三级干涉，即大多数经络和腧穴就是这一电磁干涉图中的"骨线"和"结点"。骨线和结点是电导能力、电磁振荡强度最大的地方。因此经络线就是电磁形成的肉眼不可见的高度动态耗散结构并且也蕴含丰富线粒体 ATP 的细胞聚集地。电磁振荡同时伴随电荷化学物质的振荡，通过有序（动态平衡）电磁与电化学振荡维持自身机能。因此电磁振荡与电化学振荡是经络自控系统的基础。电针与手动针刺效应是一致的。电针疗法的原则对穴位施加正电脉冲削弱其功能，负电脉冲增强其功能。在疼痛等病理状态下，通过施加不同信号（补或泄，负正电脉冲）恢复自身电磁、电化学振荡平衡。低频（2 Hz）、低电流 2 ~ 3 mA 是临床多采用舒适度高的模式。

　　射频治疗的模式分为射频热凝（RET）和脉冲射频（PRF）。射频治疗疼痛的原理最早被认为是通过传导痛温觉的 A_δ 和 C 纤维的热凝（70 ~ 75℃）实现的。保留了传导触觉功能的 A_α、A_β 神经纤维，从而达到既缓解疼痛又保留触觉与运动功能的目的。但其后临床研究发现，射频热凝的温度在 40 ~ 67℃ 时同样可以达到镇痛目的，这表明射频治疗疼痛的机制除了热凝以外，还可能有电磁改变的机制参与其中。由此提出脉冲射频技术，并通过系列研究确定了脉冲的参数 42℃，500 kHz/s，时间单元为 20 ms，输出电压 45 V，每 480 ms 发射一次。治疗过程中靶组织的最高温度不能超过 42℃，因而能保证神经纤维结构特别是复合运动成分的神经功能完整性，PRF 不依赖于热凝产生镇痛，而是通过改变局部电磁场对神经细胞产生调节作用；PRF 通过区域性高频电流产生电磁场，对局部组织中的电解质离子产生作用，使其快速移动，离子流发生改变，神经元细胞膜的结构与功能发生相应变化，产生镇痛作用。

　　总之，射频与电针治疗虽有多种机制，但产生电化学场是治疗神经痛的主要机制。

（王开强）

参考文献

［1］李元文, 王京军, 孙占学, 等. 从"络"探讨带状疱疹后神经痛的中医治疗[J]. 中医杂志, 2019, 60(8): 653-655.

［2］刘志强, 赵文景, 刘顺利, 等. 张炳厚治疗带状疱疹及后遗神经痛经验[J]. 中医杂志, 2020, 61(23): 2056-2059.

［3］赵红, 张淑杰, 马立人, 等. 大青叶水煎剂调节小鼠免疫细胞分泌IL-2、TNF-α的体外研究[J]. 陕西中医, 2003, 23(8): 757-759.

［4］聂欣, 成颜芬, 王琳, 等. 桃红四物汤化学成分、药理作用、临床应用的研究进展及质量标志物的预测分析[J]. 中国实验方剂学杂志, 2020, 26(4): 226-234.

［5］王显, 王永炎. 对"络脉、病络与络病"的思考与求证[J]. 北京中医药大学学报, 2015, 38(9): 581-586.

［6］李婷, 徐文珊, 李西文, 等. 中药桔梗的现代药理研究进展[J]. 中药药理与临床, 2013, 29(2): 205-208, 23.

［7］陈波, 刘佩东, 陈泽林, 等. 刺血疗法临床研究文献分析[J]. 针灸临床杂志, 2011, 27(6): 1-3.

第六篇
带状疱疹神经痛
预防及康复

第十四章

疫苗预防

水痘-带状疱疹病毒（VZV）初次感染后人体可表现为水痘，在感染控制后，机体内的病毒迁移至感觉神经节内长期潜伏，在机体免疫力降低时，潜伏的病毒可被重新激活复制，并沿神经传递至皮肤引起带状疱疹。抗病毒药物治疗有利于带状疱疹康复，但不能从根本上阻止病毒的入侵及定植。接种疫苗是预防带状疱疹及其并发症的唯一有效手段，具有十分重要的意义。

目前，可用于进行带状疱疹预防接种的疫苗包括：带状疱疹减毒活疫苗（ZVL），重组带状疱疹疫苗（RZV）和热灭活带状疱疹疫苗三种疫苗。

1. 适应证

适用于 50 岁及以上成人。适用于预防带状疱疹，不适用于预防原发性水疱。

2. 禁忌证

对带状疱疹疫苗中的活性成分和任何辅料成分过敏者禁用。

3. 并发症

一项包含 38 500 位受试者的研究结果显示试验组与安慰剂组死亡和严重不良反应的发生率近似。疫苗接种者注射部位不良反应的发生率（48%）高于安慰剂组受试者（16%），这些不良反应的严重程度和发生频率与老年人群接种其他疫苗近似。但也有研究报道了带状疱疹疫苗接种后 2 周内发生了视神经炎、葡萄膜炎或角膜炎，但这些情况均发生在既往疾病处于静止期的患者中，尚未确定因果关系。

2020 年 8 月至 2021 年 9 月在北京市东城区预防接种门诊招募全程接种 2 剂次 HZV 的 ≥ 50 岁受试者，主动随访每剂次接种后 0 ~ 30 天发生的不良反应，分析不良反应发生率。结果共招募 303 名受试者，接种 HZV 后不良反应总发生率为 66.34%（402/606），其中局部反应（包括疼痛、红肿、硬结和瘙痒）、全身反应（包括发热、肌肉痛、头痛、疲劳乏力、寒战、消化道症状）发生率分别为 52.31%、51.98%；1 级、2 级、3 级、4 级不良反应发生率分别为 38.78%、17.00%、9.57%、0.99%；50 ~ 59 岁、60 ~ 69 岁、≥ 70 岁受试者不良反应发生率分别为 74.81%、60.90%、57.32%。

（孔舒祎）

参考文献

［1］赵阳, 杨慧兰. 抗带状疱疹疫苗进展[J]. 皮肤科学通报, 2020, 37(4): 375-380.

［2］Simberkoff MS, Arbeit RD, Johnson GR, et al. Safety of zoster vaccine in the shingles prevention study: a randomized trial[J] Ann Intern Med , 2010, 152(9) : 545- 554.

［3］高语嫣, 孙昊, 闫威, 等. 北京市东城区≥50岁人群带状疱疹疫苗上市后不良反应主动监测 [J]. 中国疫苗和免疫, 2022, 28(3): 350-355.

第十五章

带状疱疹神经痛的康复

第一节　疼痛康复概论

一、疼痛康复与循证医学

带状疱疹后神经痛（PHN）的诊断有多种标准，我国的相关共识指南认为带状疱疹（HZ）痊愈后疼痛 ≥ 4 周可诊断为 PHN，但国际上多数学者将 PHN 定义为 HZ 出现后皮损区疼痛持续 ≥ 90 天可诊断。带状疱疹后神经痛一般 3 个月左右可以缓解，部分患者可能需要 1 年及以上的时间才能缓解。带状疱疹后神经痛的康复与多种因素有关，包括发病年龄，就诊时间，是否规范治疗，是否合并基础疾病等。

（1）年龄越大，PHN 发病率越高。流行病学调查显示有 9% ~ 34% 的 HZ 患者发生 PHN，其发病率与年龄呈正相关，60 岁以上的 HZ 患者约 65% 的人发生 PHN，70 岁以上高达 75%。

（2）就诊时间不同，带状疱疹后神经痛的发生概率也不同。有研究人员选取了 2019 年 1 月至 2021 年 12 月江苏大学附属人民医院皮肤科收治的住院带状疱疹患者 323 例为研究对象，结果发现，带状疱疹后神经痛组就诊时间（3.37 d）短于非带状疱疹后神经痛组（6.48 d），差异有统计学意义（t=7.823，P=0.001）。

（3）治疗方式与带状疱疹后神经痛的关系。目前 PHN 的治疗主要包括药物治疗、介入治疗、物理治疗、心理治疗等。PHN 的发病机制尚不明确，因此一种治疗方式很难取得满意疗效，联合两种或两种以上方法可取得更好的效果，并且可避免使用大量药物带来的不良反应。联合治疗包括西药联合治疗，西药联合介入治疗，西药联合物理治疗，西药联合低温冲击波疗法，中西医结合治疗。

（4）合并基础疾病与带状疱疹后神经痛的关系。合并基础疾病与带状疱疹后神经痛的发生具有相关性。有学者收集了 2018 年 8 月 1 日至 2020 年 8 月 31 日在皮肤科住院治疗的带状疱疹患者共 381 例，其中 246 例（64.57%）带状疱疹患者既往合并有其他基础疾病，以高血压、糖尿病、恶性肿瘤、冠心病、脑梗死、慢性胃炎等慢性病多见。未合并基础疾病 HZ 患者的 PHN 发病率明显低于合并基础疾病 HZ 患者 PHN 的发病率，发病率之间差异有统计学意义（$P < 0.05$）。

二、疼痛的康复评定

（一）功能评定

（1）疼痛评定：采用视觉模拟评分法（VAS）或 SF-MPQ 量表进行疼痛评定。

（2）感觉功能评定：带状疱疹性神经痛时，患者可感知沿神经支配区域出现感觉异常（蚁行感、瘙痒感、紧束感、麻木感），并可通过感觉诱发电位进行测定。

（3）运动功能评定：严重的肢体带状疱疹，可影响肢体运动功能，可采用徒手肌力评定（Manual muscle test，MMT）和关节活动度评定法（Range of motion，ROM）对相关受累的肢体进行运动功能评定。

（4）心理功能评定：可采用汉密尔顿量表进行患者抑郁、焦虑情绪评定。

（二）活动评定

日常生活能力评定的内容大致包括运动、自理、交流、家务活动和娱乐活动 5 个方面。通过直接观察患者的实际操作能力和间接询问两种方式进行评定，从而判断患者的日常生活能力的障碍程度。日常生活能力评定一般采用改良巴塞尔指数量表。

（三）参与评定

主要进行生活质量评定、劳动力评定和就业能力评定。可采用 SF-36 量表、社会生活能力评定问卷及功能评估调查表进行生活质量及就业能力的评定。

第二节　康复治疗

一、多学科方法

对于带状疱疹初期的患者，可在抗病毒治疗的基础上，积极进行康复治疗，包括物理治疗、作业治疗、心理认知疗法，药物干预、传统疗法和康复宣传。对于带状疱疹合并肢体运动功能障碍的患者，可进行个体化运动功能训练，结合推拿及针灸疗法，促进患者运动功能及肢体肌力恢复。

二、心理疗法

老年带状疱疹患者疼痛程度与其社会支持状况呈负相关，与焦虑状况呈正相关，因此在临床治疗护理过程中应该给予积极的社会支持，采取相应的心理干预和心理支持。心理治疗具有改善或消除带状疱疹患者焦虑、恐惧、悲观厌世心理的作用。一般采用心理支持、疏导的治疗方法。适当的心理支持是带状疱疹患者心理康复的最重要的内容。要安慰患者，讲解本病的病因、疼痛特点、治疗方法、大约疗程等，使患者能够正确地认识疾病，消除思想顾虑，增强其战胜疾病的信心，积极配合治疗，使带状疱疹患者从支持系统中得到帮助、消除心理障碍。

三、物理疗法

（1）超短波疗法波长 7.37 m，电极面积 28 cm × 18 cm，局部照射间隙 1 ~ 2 cm，无热量或微热量，每日 1 次，每次 20 min，10 次为 1 个疗程。超短波病灶局部治疗，不但可直接消除疱疹病毒局部感染，预防细菌继发感染，而且可通过神经节反射，消除神经水肿，改善局部血液循环，达到抑制或消除神经炎症的作用，并在大脑皮质产生一个新的兴奋灶，这样可减轻疼痛，预防带状疱疹后神经痛。

（2）微波照射是指将辐射探头放置在距疼痛较明显的患部皮肤表面 3 ~ 5 cm 处，微波功率（20 ~ 30 W）分点照射，照射时间为每个部位 10 分钟，10 天为 1 个疗程。微波定向照射病变部位可增加局部血液循环，促进新陈代谢，提高局部免疫力，并促进血管上皮细胞及神经组织的炎症修复，起到消炎、消肿、镇痛的作用。

（3）经皮电刺激神经疗法（TENS）是应用电池供电的小型仪器提供脉冲宽度和频率可任意调节的低频脉冲电流，刺激感觉神经，以达到无损伤性镇痛作用目的的电疗方法。

（4）紫外线疗法照射病灶局部及相应神经根区，每日或隔日 1 次，5 次为 1 个疗程。紫外线照射可使带状疱疹局部炎症消除、水疱结痂，避免 PHN 的发生，经济省时，有立竿见影的效果，实为带状疱疹早期临床治疗的首选治疗方法。

（孔舒祎　丁晓燕）

参考文献

［1］黄佳彬, 肖礼祖. 带状疱疹相关性神经痛的微创介入治疗进展[J]. 中国疼痛医学杂志, 2018, 24(11): 806-812.

［2］陈燕, 丁小洁, 陈星, 等. 老年带状疱疹后遗神经痛的发病因素分析及预防[J]. 老年医学与保健, 2018, 24(5): 494-496.

［3］袁晓梅, 黄臻, 管桦桦, 等. 齐玉茹运用温通托透法治疗带状疱疹验案举隅[J]. 国际中医中药杂志, 2017, 39(11): 1037-1039.

［4］仉会玉, 秦晓光, 雒明栋. "金钩钓鱼针法"针刺夹脊穴治疗带状疱疹后遗神经痛的疗效及对VAS评分的影响[J]. 中医研究, 2022, 35(6): 29-32.

［5］马朝东, 杜素萍, 丁克云. 住院带状疱疹后神经痛高危因素55例分析[J]. 中国社区医师, 2022, 36(28): 13-15.

［6］安媛媛. 带状疱疹后遗神经痛的联合治疗方式研究进展[J]. 中国医药科学, 2022, 12(23): 63-66.

［7］赵宇馨. 381例带状疱疹住院患者临床回顾性分析[D]. 桂林: 桂林医学院, 2021.

［8］阮见. 温针灸与电针治疗急性期带状疱疹的临床疗效对比观察[D]. 长沙: 湖南中医药大学, 2021.

［9］周琳. 带状疱疹相关神经痛的皮节体感诱发电位研究[D]. 大连: 大连医科大学, 2020.

［10］万勇, 刘洁, 周琦, 等. 康复疗法治疗带状疱疹并发运动功能障碍临床观察[J]. 中医学报, 2014, 39(7): 1051-1052.

［11］龙雄初, 龙枚飞, 李晓玲, 等. 带状疱疹患者的心理调查与分析[J]. 中国健康心理学杂志, 2012, 20(5): 679-681.

［12］孙惠. 康复护理对带状疱疹后运动神经损伤患者的临床效果观察[J]. 中国实用医药, 2020, 15(14): 195-196.

［13］张士华, 赵永珍. 老年带状疱疹患者疼痛与社会支持、心理健康状况的相关性研究[J]. 宁夏医学杂志, 2014, 36(4): 333-335.

［14］张平建. 超短波加紫外线治疗带状疱疹63例[J]. 陕西医学杂志, 2005, 34(6): 750-751.

［15］牛玉华, 薛兴友. 微波治疗带状疱疹56例疗效观察[J]. 皮肤病与性病, 2008, 30(2): 31-32.

［16］梁秋雁, 张盘德. 经皮电刺激神经疗法治疗肾移植后顽固性带状疱疹疼痛1例[J]. 中国临床康复, 2002, 6(10): 1468.

［17］朱美兰, 曹建平. 紫外线治疗带状疱疹的疗效及剂量分析[J]. 江西医学院学报, 2004, 44(5): 104-105.

第十六章

中医调治

第一节　中医体质辨证

中医发病学说认为，人群的体质特征受不同地域的气候特点、水土性质、生活习俗等因素影响。中医体质学说是以中医理论为指导，研究各种体质类型的特点，并在此基础上探析不同体质对疾病的反应、性质、传变等的影响。中医体质学说认为，人受到地域因素的长期影响，必然会产生适应性变化，从而导致体质改变。中医辨证论治强调"同病异治"和"异病同治"，中医治则注重"因人制宜"，认识体质、研究体质为临床疾病的诊疗及预防起到了很好的指导作用。国医大师王琦教授将中医学中关于体质的理论进行归纳整理，并逐渐发展形成中医体质学说。他认为体质可分为九种，即平和质、气虚质、阳虚质、阴虚质、痰湿质、湿热质、血瘀质、气郁质和特禀质。中医体质学是从宏观的角度探索人体内部平衡协调机制，而现代免疫学则是从微观的角度研究机体各项功能与疾病之间存在的关系，故王琦教授强调在疾病诊疗中要注重从"病"到"人"的转变，要"辨体论治"。

PHN 是指带状疱疹的皮损已完全治愈，但仍有持续性、剧烈的、非常顽固的和难治性的疼痛，患者常常在生理和心理方面承受极大痛苦。PHN 当属于中医学"络病"范畴，现代中医将其命名为"蛇丹愈后痛"。各医家对此病的病因病机有着不同的见解。体质的强弱决定是否感受外来的邪气。人体受邪之后由于体质不同发病情况也不尽相同。有立刻发病的，有潜伏一段时间再发病的，也有时而复发的。体质健壮正气旺盛则难以致病；体质衰弱正气内虚则易于发病。研究表明，带状疱疹的发病率及患病率与年龄密切相关，且 60 岁及以上的患者发生 PHN 的概率也会随着年龄的增加而逐步升高。患带状疱疹之人在询问其发病时除了老年体弱患者外，还可见有外感或手术病史并且身体虚弱者，可见感受邪气之后机体发病与否往往决定于体质。疼痛性疾病的致病因素一般分为外因与内因两类，体质往往是主要内因，且其所致多为慢性疾病，而 PHN 也因其持续时间长、病情难愈等特点，大幅度降低患者生活质量。

历代医家对 PHN 病因病机的认识以"虚"和"瘀"为多，《临证指南医案》中言："久痛必入于络，络中气血，虚实寒热……以至于不荣则痛。"根据 PHN 的病症特点及流行病学调查，其病机为本虚标实、虚实夹杂。湿热质是带状疱疹的易感体质，而气虚质和血瘀质是 PHN 的易感体质，平和质不易并发 PHN，而血瘀质最易并发 PHN。通过对易罹体质的治疗，可制约和影响该病的发生、发展和变化。

1. 气虚质

"正气存内，邪不可干"，正气不足是疾病发生的内在根据，而体质的强弱决定着正气的虚实。气虚体质的形成既有先天因素的作用，又有后天条件的影响，《幼科发挥》云："子于父母，一体而分……肝气不足，则骨软。"《临证指南医案》曰："经年宿疾，病必在络……体质气馁。"现代老年人多有慢性疾病缠身，老年 PHN 患者还受年龄、饮食、起居、环境、生理、心理等诸多方面影响，各脏腑之气亏虚而导致功能减退，免疫力低下，易感邪而发病，日久则气血受损，经络失养，加之后期修复能力减慢，不荣则痛，正虚邪恋，易致病势缠绵。气虚质的临床表现主要有神疲乏力、精神萎顿、胸闷心悸、气短懒言、语声低微、易出汗、舌淡嫩、脉虚等，气虚致痛多为空痛。所以，老年性 PHN 患者可从虚而论，结合个人病症特点，辨别虚之所在，随证治之。

2. 血瘀质

叶天士曾提出"经主气，络主血"，认为"初为气结在经，久则血伤入络。"《医林改错》记载："元气既虚，必不能达血于血管，血管无气，必停留而瘀。"老年人正气亏虚，气血阴阳难以调和，因虚致瘀；老年人易寒易热，邪入血脉，或因寒致瘀，或因热致瘀。老年人多情志郁结，气机不畅，气滞致瘀；且老年人多合慢性病，病程迁延，久病血瘀，导致血瘀质的程度更甚，或由其他体质转化为血瘀质。研究表明，老年人体质多瘀，且血瘀的程度与年龄的增长呈正相关。老年人多患有眩晕、胸痹、中风、消渴、癥瘕等慢性疾病，久病易产生瘀血、痰湿等病理产物，长期留于体内，耗伤气机，阻滞经络，从而又加重了"正虚"。带状疱疹发病时长，正气虚弱，祛邪乏力，久积成瘀，血行涩滞，痹阻筋脉，导致不通则痛。血瘀质的临床表现主要有肤色晦暗，易出现瘀斑、肌肤甲错、唇舌紫暗或有瘀点、舌下络脉增粗、脉涩等，血瘀致痛多为刺痛、痛处拒按、固定不移、夜间痛甚。活血化瘀法对治疗一些难治性、顽固性的皮肤病颇有疗效，此法当贯穿整个治疗的始终。对于 PHN 的用药可以从行气活血散瘀的角度出发。

3.气虚质夹血瘀质

气为血之帅，能生血、行血、摄血；血为气之母，能养气、载气，且气血同源，二者相辅相成，故气虚质易兼夹血瘀质。证候随体质类型而变化，即体质在很大程度上决定了证候类型，比如说，气虚质夹血瘀质可发展为气虚血瘀证，这种体质的症状体征为气虚和血瘀相兼表现。气虚夹血瘀证 PHN 的治疗总则应紧紧围绕"扶正"与"祛邪"开展，老年患者更应侧重扶正补虚，辅以祛邪泻实。在内治方面，多以补虚和活血化瘀的方药为主，其中尤其要注重补气、补血药的运用以及脏腑的整体调治。另外，方药中可以加入全蝎、蜈蚣等虫类药物以通络镇痛，或煅龙骨、煅牡蛎等安神类药物以镇静镇痛。在外治方面，以调理气血、温通经络、扶正祛瘀为目的，通过对体表位置进行不同程度刺激的方法，调整全身机能，祛除病邪，从而使人体状态恢复如初。

通过辨识带状疱疹患者的中医体质并发现相关规律，以中医体质为出发点，以辨体为核心，以调体为根本，可以为预防带状疱疹的发生、带状疱疹的治疗、避免 PHN 的发生带来更多理论依据和指导。为预防带状疱疹的发生，降低带状疱疹的发病率，血瘀质者平时应适当锻炼，避免久坐，保持情绪舒畅，积极治疗冠心病等心脑血管疾病，常按揉太冲、阳陵泉等穴位；痰湿质者平素应少食肥甘，少思少忧，多参加社会活动，积极治疗高血压、糖尿病等基础病，常按揉天枢、丰隆等穴位；湿热质者平时应少食辛辣油腻，戒烟戒酒，常按揉三阴交、阴陵泉等穴位；气郁质者重点是情志调护，以情胜情，移情易性，多沟通多交流，常按揉肝俞、胆俞等穴位；阳虚者应少食寒凉之物，戒酒，夏季避免久吹空调，冬季注意防寒保暖，常按揉关元、肾俞等穴位；气虚质者要劳逸有度，避免熬夜，常按揉气海、足三里等穴位。为避免并发 PHN，在带状疱疹初期，除力求做到早诊疗，还要兼顾患者偏颇体质的调理，条件允许下，皮疹愈合后，无论痛、不甚痛或不痛，都可进行刮痧、拔罐、艾灸等方法来疏通经络、活血化瘀，防止瘀血留滞。

（秦　嫣）

第二节　国医大师经验总结

一、国医大师李佃贵从"浊毒"论治PHN

李氏认为正气不足，气血失调是 PHN 的发病基础，而浊毒内蕴是疾病的病机关键，贯穿疾病发展过程的始终。因此李氏提出了化浊解毒的基本治疗大法，临证中四诊合参，结合疼痛特点、疼痛表现、舌象、脉象和其他症状，从理气、活血、益气、养阴4个方面入手，标本同治，并擅用对药，使浊毒得化，气血得通，疼痛得除。

1. 理气化浊，解毒镇痛

浊毒致病广泛，其性黏滞，可阻遏上中下三焦气机，尤以中焦脾胃最为常见，且脾胃为全身气机之枢。李氏调畅气机善用藿香、佩兰等芳香行气之品，芳香能悦脾醒脾，内消湿浊，且其气轻清可化浊，研究表明藿香、佩兰有抗病毒、抗真菌作用。沉香辛苦温，归脾胃肾经，长于行气镇痛，《本草经疏》谓其："沉香治冷气，逆气，气结，殊为要药。"厚朴苦辛温，归脾胃肺大肠经，功擅行气燥湿，消积除满，《别录》谓其："消痰下气，疗霍乱及腹痛胀满。"二药合用，行气开中，降泄湿浊。脾胃的运化转输与肝胆密切相关，肝主疏泄调畅气机，助脾胃的运化与通降。香橼、佛手均归肝脾胃经，功效疏肝解郁，理气和中，燥湿化浊。诸药相合，使浊毒从上、中、下分消而去，畅通气机，气行则血行，疼痛自消。

2. 活血化浊，解毒镇痛

浊毒属邪实，以气血为载体，无所不及，一旦留结阻塞脉络，血液不能正常运行则凝滞为血瘀，浊毒瘀血互结阻络，疼痛剧烈，痛如针刺，舌质暗，苔白或黄，脉涩。李氏主张活血化瘀、散结解毒，重用活血散结之品将聚集的浊毒攻散，使其随气血运行起来，随气血津液代谢排出体外。益母草辛苦寒，归心肝膀胱经，活血调经、凉血消痛，《本草纲目》谓其："活血，破血，调经，解毒。"泽兰苦辛温，归肝脾经，活血祛瘀，利水消肿，《本草》谓其："消扑损瘀血，治鼻洪、吐血、头风目痛。"月季花甘淡苦平，归肝经，活血调经，消肿解毒，《本草纲目》记载"活血，消肿，敷毒。"三药性质温和，行而不峻，活血祛瘀，攻散浊毒而不伤正。李氏喜用全蝎、地龙、水蛭等虫类药，不仅因为此类药善行走窜，搜风通络，破瘀消坚，且研究表明虫类药均有镇痛作用，临证中结合病情，灵活选用，使瘀消浊散毒解，血行通畅，诸症自除。

3. 益气化浊，解毒镇痛

病程日久不愈，浊毒蕴积，耗伤正气；或年老体弱，脏腑机能衰退，正气不足，无力鼓邪外出，浊毒留恋不解，疼痛缠绵不愈，动辄尤甚，患者面色萎黄，神疲乏力，大便溏薄，舌淡苔白，脉缓弱。李氏则重用黄芪，灵活运用王清任的"补阳还五汤"，大补元气，使气旺血行。以茯苓、白术、山药、白扁豆、薏苡仁益气健脾，祛湿化浊解毒。脾胃为后天正气之本，脾健则内湿不生，外湿不干，乃化浊解毒治本之法。以当归、川芎行气活血，通络而不伤正。诸药合用，则益气化浊，扶正祛邪，标本同治。

4. 养阴化浊，解毒镇痛

浊毒质浊性热，壅遏日久，煎灼津液，耗伤阴血，且《内经》云："年过四十，阴气自半"，老年患者常常阴血虚衰不能荣养机体，导致筋脉失养，即不荣则痛。疼痛常为隐痛，夜间较重，患者多形体消瘦，口苦，咽干，舌红少苔，脉细数。李氏常用醋鳖甲滋阴，其滋补肝肾之阴力强，且软坚散结，攻散浊毒，对老年患者尤其适宜。以百合、地黄、白芍、甘草等以滋阴荣络，化浊镇痛。百合味甘微寒，归心肺经，养阴清心安神。地黄味甘苦寒，归心肝肺经，养阴清热凉血。二药合用，乃《金匮要略》"百合地黄汤"，滋阴同时清心安神。白芍酸甘化阴，甘草缓急补虚，乃取《伤寒论》"芍药甘草汤"。PHN 由于病程长，病情常常气血虚实转化或夹杂存在，当明辨主要病机，化浊解毒，调治气血，浊毒去，气血和，血脉通，则疼痛自消。

5. 调节情志

情志不畅是导致 PHN 发生的一个重要因素，研究表明放松、愉悦的心境能增加"内啡肽"的分泌从而起到缓解疼痛的作用。李氏治疗本病注重调节患者情志，耐心开导患者，使患者意识到焦虑、烦躁不利于疾病的康复。并嘱家属多与患者交流，鼓励患者通过多看书读报、听音乐、散步等方式转移对疾病的关注。对于疼痛剧烈，影响睡眠，躁扰不安者，治疗时多加用合欢皮、夜交藤、茯神等安神之品，往往收到事半功倍之效。

二、国医大师禤国维从"气滞血瘀"论治PHN

PHN 当属于中医学"络病"范畴，历代文献对带状疱疹有所论述，然而对本病却鲜有记载，无相关病名，现代中医将其命名为"蛇丹愈后痛"。禤氏认为本病以本虚标实为主，主要是感受毒邪，湿、热、风、火郁于心肝肺脾，日久耗伤气血，或患者素体禀赋不足，导致经络瘀阻，气滞血瘀，不通则痛，不荣则痛。临床常见疱疹基底瘀红，血疱或疱疹基本消退，或已结痂脱落，但患处仍然疼痛不止，伴有精神疲倦，夜卧不宁，舌淡苔白，脉弦。有研究发现，本病患者年龄越大发病率越高，也常见于各种免疫力低下的患者，常常拖延日久，未能消除。禤氏认为这类患者正气不足，不可以单纯地行气活血，以免攻伐太过，在祛邪之中还要兼以扶正，注意加以养阴或益气健脾。

1. 基本方

禤氏常选用乳香、没药、延胡索、郁金、三七、白芍、甘草、鸡内金等药物为基本方。方中乳香、没药互为药对，起活血破血，生肌镇痛的功效，《医学衷中参西录》载："乳香、没药不但流通经络之气血，诸凡脏腑中有气血凝滞，二药皆能流通之。"郁金、延胡索均入肝经，可疏肝经之郁结，活血镇痛，对于肝经循行部位之疼痛，效果显著。三七活血补血，祛瘀镇痛，为疡家常用药，《本草求真》言："三七气味苦温，能于血分化其血瘀。"白芍配伍甘草，即《伤寒论》中芍药甘草汤之谓也，起到养血柔肝，缓急镇痛之功效。"鸡内金，鸡之脾胃也……其善化淤积可知"（《医学衷中参西录》），鸡内金为血肉有情之品，善化血瘀癥瘕，对于PHN气血瘀滞有较好疗效。PHN患者素体本虚，加上疾病常迁延难愈，正气耗伤，导致疾病愈发加重。对于年老体虚气弱者，褟氏常加黄芪、党参等药物益气镇痛。对于血虚者，常加当归、鸡血藤等活血镇痛。对于脾虚者，常加白术、山药、茯苓等健脾和中。部分PHN患者受到风吹或轻轻触碰衣服时均可引起剧烈疼痛，可持续数月或数年甚至数十年不等，且疼痛白天黑夜均可发生。对于疼痛较甚者，褟氏选用具有祛风胜湿作用的药物，如松节、木瓜等，以祛除皮肉筋骨之间的风湿痹阻，使气血通行，通则不痛。对于疼痛严重，呻吟不断，彻夜难眠的患者，常加入有祛风搜络镇痛功效的虫类药，如全蝎、蜈蚣等以破血祛瘀，通络镇痛。虫类药为血肉之品，有情之物，性喜攻逐走窜，药力峻猛，对于瘀阻日久而成的疑难重症，虫类药能达到立竿见影的效果。然而虫类药多有小毒，不可长期服用，褟氏应用虫类药极为慎重，一般从小剂量用起，逐渐少量递增，同时在方中加入紫苏、徐长卿等药物解虫毒。

2. 特色用药

在PHN的治疗中，褟氏常于方中加入徐长卿、诃子、豨莶草等。徐长卿有祛风胜湿，解毒镇痛的功效。《简易草药》载："徐长卿治筋骨疼痛"，其提取物中含有丰富的丹皮酚、黄酮类化合物，有研究证明其水煎剂具有明显的镇痛作用。"诃子通利津液，主破胸膈结气"（《药性论》），可用于PHN气滞于胸胁，血行不畅者。诃子具有镇痛抗炎，提高免疫力等功效。在PHN患者疼痛较甚时加入豨莶草，有祛风除湿，通络镇痛的功效。《本草纲目》言："（豨莶草）治肝肾风气，四肢麻痹……风湿诸疮"。现代药理研究表明，豨莶草中所含的奇任醇具有明显的抗炎镇痛作用。褟氏以桔梗、薏苡仁、牛蒡子等药用于PHN的治疗中。《本草崇原》认为："桔梗，治少阳之胁痛。"《神农本草经》载："（桔梗）主胸胁痛如刀刺。"桔梗作用于胸膈，对于PHN患者疼痛局限于胸胁部位者，其能通肺利膈，引诸药上行，又能下气。现代药理研究认为桔梗有抗炎镇痛，提高免疫力的作用。薏苡仁有利湿健脾、舒筋除痹的功效，对于带状疱疹后局部筋脉拘挛不适者，疗效明显，而现代药理研究表明其具有明显的镇痛消炎，增强免疫力的作用。《本经疏证》载："薏苡既治风湿，又主筋急铁拘挛，不能屈伸。"牛蒡子有解毒消肿之功，其能散诸肿疮疡之毒，利凝滞腰膝之气。现代药理研究表明，牛蒡子有抗炎、免疫调节和神经保护作用。治疗中，禤氏重视薄盖灵芝的使用，其能滋补强壮，以防长时间服用活血祛瘀药伤正。《神农本草经》将灵芝列为上品，而薄盖灵芝较普通灵芝口感更好，没有明显苦味，患者更乐于接受。从薄盖灵芝中提取的薄芝糖肽作为辅助用药在临床上已经广泛应用，主要与其他药物联合使用，能够增强主要治疗药物的疗效。

3. 外治为辅，谷食为养

在内服中药同时，禤氏常规予患者以入地金牛酊或金粟兰酊湿敷配合红外线照射治疗。入地金牛和金粟兰均为岭南草药，药理实验证实其均有镇静镇痛及抗氧化等作用。禤氏也十分重视饮食与疾病治疗的关系。对于 PHN 患者，建议饮食清淡，药食同补，忌食海鲜和辛辣之品。老年人 PHN 迁延难愈，要注意心理治疗，医生和患者家属应给予适当安慰，减轻心理负担，使患者情绪稳定，积极配合治疗。

三、国医大师周仲瑛从"肝经伏毒，络脉瘀阻"论治PHN

对于 PHN 的治疗，周氏认为当抓住"肝经伏毒，络脉瘀阻"的核心病机。带状疱疹在现存的中医文献中，由于其灼热刺痛，皮肤红斑，簇集水泡而被列入"丹门"，归属于"缠腰丹""火丹""蛇串疮"等范畴。周氏认为，当今之人偏嗜肥甘厚腻，极易酿湿生热，或因脾失健运，湿邪内生，郁久化热，湿热熏蒸肝胆，致肝经湿热，外蕴于皮肤，发为带状疱疹。其病机多为肝经郁火所致，毒火伏藏，待时而发，一旦发病，余毒留滞不清，阻碍气血运行，络脉瘀滞，缠绵难愈，如《外科证治全书》曰："诸痛皆由气血瘀滞不通而致"，即使外在疱疹愈合，后遗神经痛仍可持续存在，中医称为"蛇串疮后遗神经痛"，现代医学称为 PHN。当患者转为 PHN 时，虽外无皮疹之状，但内里余毒未清，局部疼痛症状仍然明显。此时湿热毒邪已暗耗阴血，加之前期治疗多以清热燥湿治法为多，亦易耗血伤阴，以致血脉涩滞为瘀，瘀与湿热（火热）相互搏结，形成瘀热；又有寒凉之药致邪热郁闭不得外泄，余毒瘀热凝滞经络，气机升降失常，使清阳不升，阴不得降，脉络失养，局部疼痛难当。

1. 灵活组方

周氏常常采用复法制方，以"清肝泄热解毒，化瘀通络镇痛"为基本治则，依据兼夹或者复合病机证素的不同，配伍使用益气解郁，凉血散瘀，养心安神，健脾化湿等法。运用龙胆泻肝汤、五味消毒饮、升降散等为主方加减化裁。药用柴胡、制香附疏肝解郁，龙胆草、金银花、野菊花、蒲公英、紫花地丁、紫背天葵子、蝉蜕、僵蚕、露蜂房、全蝎清热解毒散结，广郁金、延胡索、姜黄活血行气镇痛，赤芍、丹参活血化瘀镇痛，忍冬藤、广地龙清热通络镇痛。

2. 辨病机侧重，变换主方

不同患者或者同一患者的不同病程阶段，病机都会有不同的复合，兼夹和转化；有时某些兼夹病机可能呈现为某一病期的主要矛盾。此时为了更加契合这种变化，个体用药也需要随之而变。以肝经湿热为主者，以龙胆泻肝汤为主方加减；毒火伏郁较显者，以升降散为主方加减；热毒亢盛者，以五味消毒饮为主方加减。

3. 审病机兼夹，权衡配伍

肝郁气滞者加柴胡、制香附、枳壳；郁而化火者加延胡索、川楝子；肝肾阴伤者加生地、玄参、女贞子、旱莲草；郁火上炎者加夏枯草、黑山栀；兼有风毒上扰者加天麻、白蒺藜；湿热下注者加苍术、黄柏；痰瘀互结者加胆南星、僵蚕、川芎；湿热瘀滞者加大黄、赤芍、丹皮；肝经湿火下注较显者，加服龙胆泻肝丸。

4. 察主症表现，对症用药

口干多饮者加天花粉、川石斛；失眠严重者加酸枣仁、夜交藤；局部疼痛伴有瘙痒者加地肤子、白藓皮、苍耳草；大便干结难下者加生大黄（后下）；夜间盗汗者加地骨皮、碧桃干。

5. 注重调肝

肝，为"将军之官"，体阴而用阳，主疏泄和藏血。PHN 发作初期，体内湿热毒邪未尽，容易郁遏气机，致肝气郁结，疏泄不及，日久可致血瘀，症见局部刺痛难忍。随着病程迁延日久，气郁还可化火伤阴，气阴耗伤，阴液亏虚，常伤及阴血；加之初期时，多用苦寒燥湿之品，则气阴耗伤更甚，极易出现肝脏阴血亏虚之证，病情常进一步缠绵难愈。故而不可一味攻伐，须注意恢复肝之生理功能，采用和解之法。治疗 PHN 时，应顺应肝木条达之性，舒畅气机。周氏认为肝郁一解，肝的生理功能得复，则气血的运化也归于正常，常选用柴胡、香附、郁金等辛香之品。调理肝脏功能除了疏肝气，还需重视养肝阴，宜选酸甘柔和之药，药用生地、白芍、麦冬、川石斛等。

四、国医大师刘祖贻从"伏气温病"论治PHN

刘氏认为，带状疱疹多由肾虚感受寒邪或寒邪夹他邪，伏于少阴，久伏化温，蕴结不解，化为火（热）毒，灼伤肌肤所致，其病机特点为正虚邪伏。刘氏总结出分期论治带状疱疹，以卫气营血辨证为主，以透邪为基本原则，治法关键在于透热解毒。

　　疹后期，疱疹完全消退后常出现后遗神经痛，是一种神经病理性疼痛，可表现为持续性疼痛，也可缓解一段时间后再次出现，即PHN。刘氏认为此乃余邪未净，在气在血，其火（热）之毒伤阴，阻塞经络、气滞血瘀，致疼痛缠绵，遵"除邪务尽"原则，治疗仍以祛邪为主，滋阴养血，化瘀镇痛为辅，兼以扶正为法。若皮损部位疼痛不止，伴夜眠不宁，舌暗红或舌尖边有瘀斑，苔薄黄，脉弦，乃余邪未净，阴亏血瘀证，治以透热解毒，滋阴养血，化瘀镇痛。方以青银解毒汤加减，药用大青叶、金银花、蒲公英、连翘、野菊花、栀子、生地黄、白芍、延胡索、甘草、乳香、没药。随症加减：不寐者加酸枣仁、茯神以宁心安神；年老体弱，神疲乏力者加黄芪、党参以益气抗邪。

五、国医大师严世芸"圆机活法"治疗PHN

　　带状疱疹，中医称为"缠腰火丹""蛇串疮""蜘蛛疮""火带疮"，历代典籍中有相关记载。本病因外感毒邪，火热血凝滞于皮肤而发。病因无外热、湿、毒。主要由于风湿毒邪搏于血气，心肝二经感受风毒；或心火妄动，三焦风热乘之；或脾肺二经湿热，肝火妄动发于肌表。该病初期以湿热毒邪为主，严氏一般运用中药解表透邪，清热解毒。后期逐渐郁而化火，循经外发，郁遏肌肤；或气血凝滞，经络阻塞，不通则痛。严氏常以活血散瘀，化痰通络，搜络镇痛法治疗PHN。

　　严氏认为，带状疱疹是由于正气虚弱，损伤脾气，脾失健运，导致肝脾不和，气滞湿郁，化热化火熏经外发，湿热毒火外郁于肌肤所致。在治疗上应根据发病的不同时期、不同病机加以辨证治疗，同时结合疱疹发病特点以及患者个体因素综合考虑。严氏认为，现代人的体质与古人不同，疾病谱也有了很大改变，病情错综，这些疾病发生发展过程中会出现阴阳、表里、寒热、升降、病位、诸虚、诸实等证候交叉兼见的复杂状况。所以用药须抓住主症，寒热并用，攻补兼施，阴阳气血同调。

第三节　膏方调治

　　膏方，又称膏滋，寓治于补，是在味数较多的汤剂的基础上，经过浓煎后，加入糖、蜂蜜、木糖醇等辅料制成的稠厚状半流剂型。膏方是中医方剂的重要组成部分，处方注重固本培元，兼以攻邪，对于机体状态的偏盛偏衰做到有的放矢，调整体内阴阳气血等方面，使之重新达到相对平衡状态。在预防复发及治疗 PHN 方面，膏方彰显出独特的优势。PHN 的膏方治疗，在清热解毒，活血化瘀，通络镇痛时，还要兼顾扶正固本，标本同治。

PHN 常发生在带状疱疹皮疹消退后 1 个月以上，从疼痛特点、病程、病机演变规律等方面均与络病疼痛相似。中医理论认为，外感六淫、内伤七情、饮食不洁等均可使机体阴阳失衡，虚邪贼风乘虚循经入络，引起病变部位"不通则痛，不荣则痛"。老年患者正气不足，正邪交争日久，往往疼痛经久难愈。因此，本病湿热为患，阻滞气机，流窜经脉，病及肝、胆、心、脾等而发，病情本虚标实，虚实夹杂，以虚为主。《黄帝内经》云："正气存内，邪不可干""邪之所凑，其气必虚"。疾病后期气血阴阳俱损，无力将余邪外达所致，因此，对于 PHN 扶正固本为治本之法。

PHN 期常见乏力，气短，自汗，面色萎黄，疼痛隐隐，舌质淡，苔薄白，脉弱，辨证以气虚为主者，膏方中可予黄芪、太子参、党参、西洋参、黄精、红景天等；若患者表现为畏寒怕冷，腰膝酸软，遇寒疼痛加剧，舌质淡，苔薄白，脉迟，辨证以阳虚为主者，膏方中可用炮附片、鹿角胶、巴戟天、仙茅、淫羊藿、肉桂、杜仲、续断、肉苁蓉、狗脊等温煦机体；若以倦怠乏力，疼痛绵绵，面色无华，舌质淡，苔薄白，脉弱，辨证以血虚为主者，可加入补血类的艾叶、益母草、熟地黄、当归、鸡血藤、阿胶、白芍、制何首乌等；若患者病程日久，表现为潮热，盗汗，烦躁不宁，灼痛遇热加重，口干，舌红苔少，脉细数，辨证为阴虚火旺者，可重用麦冬、五味子、生地黄、熟地黄、黄精、玉竹、百合、龟甲胶、鳖甲胶等滋阴通络。神经痛症状的发生本身就是机体阴阳失衡未予纠正的一种表现，膏方通过补气补血滋阴温阳等进行综合调理，使机体达到"阴平阳秘"的健康状态。

余邪未尽是 PHN 的重要原因，因此清热解毒祛湿药在治疗中尤为重要。常用的药物有鱼腥草、金银花、野菊花、蒲公英、紫花地丁、紫背天葵、连翘、黄柏、土茯苓、苦参、马齿苋、白鲜皮、仙鹤草、大蓟、小蓟等。鱼腥草具有清热解毒、消肿排脓的作用。金银花、野菊花、蒲公英、紫花地丁、紫背天葵具有清热解毒、消疔散结功效，尤其金银花、野菊花、蒲公英具有广谱抗菌作用，在减轻炎症反应、缓解疼痛、预防复发方面疗效显著。马齿苋味酸性寒，具有清热解毒，散血消肿作用，内含大量甲基肾上腺素和维生素 A 样物质，具有抗菌、抗病毒、抗真菌等作用，有助于受损末梢神经的修复。黄柏、白鲜皮、土茯苓均有清热解毒功效，可以抗炎镇痛，抗病毒，提高机体免疫力，具有缓解疼痛症状、延缓疱疹复发和扩展的作用。若疼痛处紫斑隐隐灼痛，夜间加剧，舌红少苔，可予仙鹤草、大蓟、小蓟等清营凉血镇痛。上述药物性味苦寒，易伤及脾胃，在配伍应用的同时可以加入健脾和胃的药物，使祛邪不伤正。

清代医家叶天士指出"初病在经，久痛入络，以经主气，络主血"，由于络脉网状分布，逐层细分，气血流缓的特点，更易使瘀血阻滞引起疼痛。治络之法，常用的药物有藤类、虫类、活血化瘀镇痛类。藤类药物宣散开达腠理，善走经络通瘀滞，常用的有鸡血藤、夜交藤、海风藤、忍冬藤、络石藤；虫类药有通络作用，可以搜剔络脉深处伏邪，为治疗疼痛剧烈且迁延不愈之佳品。川芎味辛性温，功效活血行气，祛风镇痛，为"血中之气药"；丹参可活血调经，祛瘀镇痛；红花活血通经络效果甚佳，《本草汇言》记载："红花可破血、行血、和血、调血，疮疡痛痒而肿溃不安皆为气血不和之症，非红花不能调。"延胡索味辛苦性温，具有活血散瘀，理气镇痛的功效，其镇痛作用尤为显著。

运用膏方可以整体调节患者的饮食、情绪和睡眠。PHN往往病程日久，疼痛发作时患者寝食难安，情绪烦躁，不利于病情好转。膏方注重调理脾胃，疏肝解郁，安神助眠，提高机体的免疫力。常用健脾和胃药物有炒白术、炒薏苡仁、炒苍术、山药、茯苓、焦神曲、焦麦芽、焦山楂等，若兼有脾虚湿盛，可予以藿香、佩兰、泽泻、淡竹叶等；若兼有腹部胀闷不适，呃逆等，可予厚朴、枳壳、青皮、郁金、沉香、大腹皮等。常用安神助眠药物主要有远志、益智仁、茯神、生龙齿、珍珠母、大枣、酸枣仁、柏子仁等。

验案举隅

患者，女性，75岁。

3年前患有胁肋部带状疱疹，经治疗症状好转，遗留有肋间神经痛症状，偶有发作，1周前劳累后胁肋部疼痛症状加重，偶有胸闷憋气，情绪烦躁，不欲饮食，乏力，眠差多梦，二便调。既往有高血压、高血脂、糖尿病、老年性白内障病史，血压、血脂、血糖均控制平稳。刻下：神清，精神差，因胁肋部疼痛，偶有呻吟，左侧胁肋部皮肤颜色正常，皮温略高，无明显斑疹，无压痛及反跳痛。心肺听诊未见明显异常，双下肢不肿。舌质暗红，苔薄白，舌下络脉曲张，脉弦涩。

根据病史、查体及四诊合参，诊断为带状疱疹后神经痛，中医辨证为肝郁气滞，瘀血阻络，治法为理气活血，通络镇痛。

[方药]

生黄芪200 g，全当归150 g，大赤芍120 g，生地黄120 g，大川芎90 g，光桃仁90 g，杜红花45 g，紫丹参200 g，广地龙100 g，蜈蚣30 g，煅三棱120 g，蓬莪术100 g，延胡索150 g，广郁金90 g，灵磁石300 g，珍珠母200 g，西砂仁30 g。

上药浸泡后加水共煎 3 次，去渣浓缩药汁，西洋参 150 g，生晒参 150 g，冬虫夏草 60 g 另煎取汁；阿胶 200 g，龟甲胶 100 g，鳖甲胶 100 g 隔水炖烊；加入核桃仁 150 g，大枣 120 g，冰糖 250 g 收膏，每日晨晚各一匙，用开水冲服。

[按语]

方中重用生黄芪，益气行血化瘀；配合三棱、莪术破血行气；当归、赤芍、川芎、桃仁、红花、丹参、地龙、蜈蚣活血通络；延胡索、郁金疏肝理气，通瘀镇痛；砂仁防滋腻碍胃；灵磁石、珍珠母等重镇之品，加强镇痛作用。在清热解毒，活血化瘀，通络镇痛的同时，还要兼顾扶正固本，标本同治，调整体内阴阳气血，使机体重新达到相对平和状态。

（朱凌云）

参考文献

［1］于生元, 万有, 万琪, 等. 带状疱疹后神经痛诊疗中国专家共识[J]. 中国疼痛医学杂志, 2016, 22(3): 161-167.

［2］王长松. 中国当代老年人的体质特点探析[J]. 江苏中医药, 2004, 25(10): 16-19.

［3］刘于媛, 黄虹, 张锦丽, 等. 中医体质与带状疱疹后神经痛的相关性研究[J]. 中国民族民间医药, 2021, 30(1): 10-12.

［4］齐乐辉, 王知斌, 孟永海, 等. 中药广藿香有效成分及药理作用的研究进展[J]. 化学工程师, 2018, 269(2): 40-59.

［5］吕文纲, 王鹏程. 佩兰化学成分药理作用及临床应用研究进展[J]. 中国中医药科技, 2015, 22(3): 349-350.

［6］张乔, 赵文静, 旺建伟. 蝎毒的药理作用和临床应用研究进展[J]. 中医药信息, 2016, 23(2): 26-28.

［7］王宏蕾, 裴林, 马学伟, 等. 国医大师李佃贵教授从浊毒论治带状疱疹后神经痛经验[J]. 中国误诊学杂志, 2018, 13(12): 571-572.

［8］梁豪文, 熊东林, 肖礼祖, 等. 带状疱疹后神经痛风险因素的研究[J]. 中国疼痛医学杂志, 2012, 18(5): 287-289.

［9］许青松, 张红英, 李迎军, 等. 徐长卿水煎剂抗炎及镇痛作用的研究[J]. 时珍国医国药, 2007, 18(6): 1407-1408.

［10］刘芳, 张璞, 赵鸿燕, 等. 诃子抗类风湿关节炎的药效物质基础及药理作用研究[J]. 中国药房, 2017, 28(25): 3575-3578 .

［11］滕天立, 徐世芳, 陈峰阳, 等. 中药豨莶草的化学成分及其药理作用研究进展[J]. 中国现代应用药学, 2015, 32(2): 250-260.

［12］李婷, 徐文珊, 李西文, 等. 中药桔梗的现代药理研究进展[J]. 中药药理与临床, 2013, 29(2): 205-208, 23.

［13］罗云云, 杜伟锋, 康显杰, 等. 薏苡仁历史应用概况及现代研究[J]. 中华中医药杂志, 2018, 33(12): 5666-5673.

［14］王潞, 赵烽, 刘珂. 牛蒡子苷及牛蒡子苷元的药理作用研究进展[J]. 中草药, 2008, 39(3): 467-470.

［15］王思扬, 李青. 薄芝糖肽临床应用中文文献分析[J]. 中国药师, 2016, 19(6): 1174-1179.

［16］胡莹, 梅全喜. 广东地产药材入地金牛的药理作用及临床应用研究进展[J]. 今日药学, 2011, 21(3): 142-145.

［17］曹聪梅, 彭勇, 肖培根. 金粟兰属植物的化学成分和药理作用研究进展[J]. 中国中药杂志, 2008, 33(13): 1509-1515.

［18］杨贤平, 张子圣, 刘城鑫, 等. 国医大师禤国维治疗带状疱疹后神经痛经验[J]. 中华中医药杂志, 2020, 35(7): 3427-3429.

［19］李黎, 周红光, 吴勉华. 国医大师周仲瑛辨治带状疱疹后神经痛临证经验[J]. 时珍国医国药, 2022, 33(12): 3017-3019.

［20］马珂, 刘芳, 周胜强, 等. 国医大师刘祖贻从"伏气温病"辨治带状疱疹经验[J]. 中国中医药信息杂志, 2020, 27(5): 114-117.

［21］陈丽云, 严世芸. 严世芸教授治疗带状疱疹经验[J]. 时珍国医国药, 2017, 28(6): 1474-1476.

［22］张珍菊. 五味消毒饮治疗带状疱疹疗效观察[J]. 甘肃医药, 2014, 3(1): 65-66.

［23］陈伯林. 马齿苋治疗带状疱疹疗效分析[J]. 中国社区医师, 2012, 14(33): 178.

［24］侯小涛, 戴航, 周江煜. 黄柏的药理研究进展[J]. 时珍国医国药, 2007, 28(2): 498-500.

［25］张兰坤, 过伟峰, 肖婧, 等. 从叶天士"络以通为用"学说谈通络药物的临床应用[J]. 中医杂志, 2014, 55(9): 804-805.

［26］相田园, 靳冰, 宋芊, 等. 高普膏方治疗带状疱疹后神经痛经验[J]. 中医杂志, 2016, 57(7): 555-557.

［27］陈平. 常见病特色膏方治疗[M]. 北京: 人民军医出版社, 2016.